LES
EAUX MINÉRALES
D'AUVERGNE

ÉTUDE COMPARATIVE DES DIFFÉRENTES STATIONS DE CE GROUPE

LE MONT-DORE — LA BOURBOULE — ROYAT
CHATEL-GUYON — SAINT-NECTAIRE — CHATEAUNEUF
CHAUDES-AIGUES, ETC.

PAR

LE Dr BOUCOMONT

Élève de l'École pratique de Chimie et Maître en Pharmacie
de l'École supérieure de Paris
Membre titulaire de la Société de Thérapeutique et de la Société médicale
de l'Élysée

SECRÉTAIRE DE LA SOCIÉTÉ D'HYDROLOGIE DE PARIS

MÉDECIN CONSULTANT A ROYAT

Ouvrage contenant les analyses les plus récentes
De MM. Jules LEFORT et TRUCHOT
ET LA CARTE HYDROLOGIQUE DU PUY-DE-DOME
du Docteur PETIT

PARIS
V. ADRIEN DELAHAYE ET Cie, LIBRAIRES-ÉDITEURS
PLACE DE L'ÉCOLE-DE-MÉDECINE

1878

EAUX MINÉRALES

D'AUVERGNE

DU MÊME AUTEUR

De la Chlorose et de son traitement rationnel.

De la découverte de la Lithine dans les eaux minérales d'Auvergne (Mémoire présenté à l'Académie, 1875).

Des eaux alcalines lithinées de Royat dans les manifestations arthritiques et de ses bains à eau vive dans les affections chloro-anémiques et nerveuses.

Paris, Adrien Delahaye, 1877.

5387-78. — Corbeil, typ. et stér. de Crété.

LES EAUX MINÉRALES D'AUVERGNE

ÉTUDE COMPARATIVE DES DIFFÉRENTES STATIONS DE CE GROUPE

LE MONT-DORE — LA BOURBOULE — ROYAT
CHATEL-GUYON — SAINT-NECTAIRE — CHATEAUNEUF
CHAUDES-AIGUES, ETC.

PAR

LE Dr BOUCOMONT

Élève de l'École pratique de Chimie et Maître en Pharmacie
de l'École supérieure de Paris
Membre titulaire de la Société de Thérapeutique et de la Société médicale
de l'Élysée

SECRÉTAIRE DE LA SOCIÉTÉ D'HYDROLOGIE DE PARIS

MÉDECIN CONSULTANT A ROYAT

Ouvrage contenant les analyses les plus récentes

De MM. J. LEFORT et P. TRUCHOT

ET LA CARTE HYDROLOGIQUE DU PUY-DE-DOME
de M. le Dr PETIT

PARIS
V. ADRIEN DELAHAYE ET Cie, LIBRAIRES-ÉDITEURS
PLACE DE L'ÉCOLE-DE-MÉDECINE

1878

A M. H. AUBERGIER

DOCTEUR ÈS SCIENCES
DOYEN HONORAIRE DE LA FACULTÉ DES SCIENCES DE CLERMONT
OFFICIER DE LA LÉGION D'HONNEUR

C'est vous, Monsieur, qui, par vos conseils, avez dirigé mes études vers l'hydrologie ; c'est vous qui m'avez appelé à Royat ; c'est vous qui m'avez inspiré cette revue médicale des eaux minérales d'Auvergne : permettez-moi donc d'inscrire votre nom à sa première page et de vous renouveler l'assurance de mes sentiments de reconnaissance et de profond attachement.

Votre bien dévoué,

DOCTEUR BOUCOMONT.

PRÉFACE

Il y a quinze ans, en collaboration avec mon regretté maître, le Dr Allard, inspecteur de Royat, je faisais paraître une étude d'ensemble sur les eaux minérales d'Auvergne.

Après avoir énuméré les liens de parenté qui unissent ces différentes sources et leur font attribuer par les géologues une origine commune, nous nous proposions de démontrer que chacune d'elles recevait du sol, qu'elle traversait pour arriver à son émergence, des principes minéralisateurs assez différents pour modifier sa nature et donner lieu à une application thérapeutique spéciale, en un mot, que, quoique membre de la même famille, chaque sujet présentait un caractère particulier et des aptitudes différentes.

Les eaux d'Auvergne sont remarquables par leur ensemble; toutes bicarbonatées et plus ou moins chlorurées sodiques, elles forment un groupe comparable à celui des eaux sulfureuses des Pyrénées.

Mais à côté de ces principes fixes, qui sont leur

cachet d'origine, se rencontrent d'autres éléments qui par leur combinaison impriment à chacune d'elles sinon un caractère chimique nouveau, du moins une action thérapeutique différente.

Nous reprenons aujourd'hui ce travail, afin de préciser les indications fournies à la pratique par plusieurs années d'observation et d'étude. Laissant de côté les théories souvent trompeuses qu'inspire la connaissance des principes minéralisateurs, nous nous sommes éclairé près de nos collègues; nous avons consulté les travaux consciencieux que plusieurs d'entre eux ont fait paraître sur les stations auxquelles ils sont attachés; nous avons assisté aux communications et aux discussions de la société d'hydrologie, et enfin nous avons été visiter nous-même avec soin la plupart de ces stations. C'est ainsi éclairé, que nous allons essayer de tracer fidèlement l'action thérapeutique de chacune d'elles, nous appuyant uniquement sur les faits révélés par l'observation et contrôlés par l'expérience.

MM. Rotureau, Durand-Fardel, Lebret, Labat, Lefort, Barault et Gubler se sont efforcés de démontrer par leurs écrits comme par leurs leçons, combien nos eaux d'Auvergne se rapprochaient par leurs applications thérapeutiques des stations les plus en vogue de l'Allemagne. Nulle part, en effet, sur ce sol favorisé de notre belle France qu'arrosent tant de sources précieuses, on ne rencontre des minéralisations plus en rapport avec celles de ces thermes à la fortune desquels nous avons si largement contribué. C'est ainsi, dit le professeur Gubler, qu'à Ems, qui attire la foule des catarrheux et des phthisiques, nous pourrons opposer sans crainte Royat et le Mont-Dore; à Wiesbaden ou à Baden Château-Neuf; à Saint-Nectaire Niederbronn ; à Kissingen Châtel-Guyon et ses eaux toni-purgatives, etc., etc.

Au moment où toute l'Europe est conviée à venir juger notre industrie et apprécier notre vitalité et notre courage, il est bon de lui montrer que nous n'avons rien à envier au sol étranger et que nous n'avons qu'à faire connaître les richesses du nôtre pour affranchir les Français de ces vieilles traditions tracées par la mode plutôt que par la science et la raison.

Royat, 15 juillet 1878.

IMPORTANCE DES EAUX MINÉRALES DANS LA VIE CIVILISÉE ACTUELLE [1].

Les eaux minérales tendent chaque jour à entrer dans la pratique de l'hygiène publique. Leurs indications répondent trop bien à certaines conséquences morbides de la vie civilisée actuelle, pour que leur fortune ne grandisse pas avec cette même civilisation. Les grandes maladies constitutionnelles qui forment le fond des affections chroniques changent avec les temps et avec les hommes. Des douleurs nouvelles réclament des traitements nouveaux. Nous croyons que les eaux minérales constituent le meilleur remède des maux de notre époque.

« Il faut considérer la médecine thermale, dit M. Ambroise Tardieu, comme la grande école de la médecine naturelle, la plus vaste clinique de ces maladies chroniques qui s'établissent en quelque sorte au sein de la constitution et n'en peuvent être expulsées que par l'action mystérieuse et puissante des eaux minérales, qu'avec cette hauteur de vue et ce bonheur d'expression qui lui sont habituels, l'éminent inspecteur des Eaux-Bonnes, M. le

(1) Chapitre tiré du Traité des *Eaux d'Auvergne*, par les docteurs Allard et Boucomont, 1863.

Dr Pidoux, appelle des médicaments animés et vivants, parce qu'ils jaillissent du sein de la nature, pour ainsi dire, tout préparés à l'assimilation. »

Ce n'est pas ici le lieu d'exposer la théorie de M. le Dr Bazin sur les maladies constitutionnelles. Qu'il nous suffise de dire que, pour le savant médecin de l'hôpital Saint-Louis, le rhumatisme et la goutte sont deux formes d'une même maladie, l'arthritis, aux atteintes de laquelle n'échappe aucun des organes, aucune des fonctions de l'économie humaine. Produit immédiat d'une civilisation raffinée, l'arthritis n'est pas seulement causé par l'état météorologique de nos climats variés, mais aussi par les tempêtes morales qui secouent si durement les organisations nerveuses et débiles de notre temps. Transmise avec la vie elle-même, cette maladie marque de son cachet les enfants à leur naissance, et la société tout entière porte plus ou moins son empreinte. Née d'une habitude de vie défectueuse, la maladie ne trouve de modificateur sérieux que dans l'hygiène. Dans son travail sur la thérapeutique hydrominérale des maladies constitutionnelles, le Dr Allard a essayé de montrer que l'arthritique devait attendre surtout des eaux alcalines un effet bienfaisant sur la santé. Avant même que la théorie fût formulée, les malades avaient deviné instinctivement cette indication formelle. De là la fortune de Vichy et des eaux analogues.

Est-ce à dire que nous n'attribuions le bienfait des cures thermales qu'aux eaux elles-mêmes?

Nous sommes loin de tomber dans une exagération semblable. S'il faut à l'habitant des grandes villes l'assimilation de principes minéralisateurs nouveaux, il lui faut aussi un air nouveau, comme une vie morale nouvelle. Son économie organique s'épure et se modifie durant le séjour, souvent trop court, qu'il fait aux stations thermales. Il y revient chaque année, ramené par le souvenir d'un bienfait qui n'a pas duré, hélas! parce que les mêmes causes ont ramené les mêmes effets. Pour demeurer guéri, il faudrait que le malade sortît de son monde et de sa vie tout entière. La chose est impossible, et la vie n'est qu'une lutte contre la maladie, toujours la même, qui exige l'emploi des mêmes moyens constamment répétés.

Ces considérations suffisent pour montrer l'importance des eaux minérales dans la vie civilisée actuelle. Les mêmes conditions, sous la civilisation romaine, provoquèrent l'emploi des mêmes moyens. On allait aux eaux comme on y va de nos jours. Riches et pauvres, soldats et magistrats, la population entière recherchait ces sources précieuses que la Providence a préparées pour la guérison des maux de l'humanité. Les barbares, vainqueurs de Rome, détruisirent les thermes comme tant d'autres choses; et l'Église, après les avoir vaincus eux-mêmes, se souvenant des dangers moraux des bains romains, ne fit rien pour en relever les ruines. Bien différente, d'ailleurs, était la santé de ces hommes nouveaux, que les raffinements d'un luxe exagéré n'avaient pas amollis. Leurs besoins n'étaient pas ceux des vaincus.

Est-ce calomnier notre société actuelle que de dire qu'elle ressemble à la société romaine? Et d'ailleurs, épurée par le christianisme, elle n'a pas à redouter les dangers et les abus des Thermès antiques. Tant au point de vue de la morale qu'au point de vue de l'hygiène, la vie des eaux est chose excellente en elle-même, et nous n'avons qu'à désirer de voir ces villégiatures hygiéniques entrer de plus en plus dans les habitudes de la société moderne. Est-ce à dire que cette existence n'ait pas aussi, de nos jours, ses abus et ses dangers? Pour être différents de ceux des thermes antiques, ils n'en sont pas moins graves parfois. Assurément, celui-là ne va pas chercher la santé, qui ne quitte la vie agitée et fiévreuse de grandes villes que pour aller épuiser ses forces nerveuses autour d'un tapis vert. Mieux vaut, certainement, l'ascension des pics, avec ses émotions et ses périls. Rien de tout cela ne convient au malade ou à l'homme du monde qui va chercher sérieusement, loin de son pays, un bien-être qui lui échappe. Son temps est limité; il ne lui faut pas un long voyage, toujours peu hygiénique en chemin de fer; les émotions et les grandes fatigues présentent pour lui les mêmes dangers; il ne lui faut ni jeux passionnés, ni soirées avancées dans la nuit. Il fuit le monde; il ne doit pas le retrouver avec ses exigences et sa vie de convention. Un air vivifiant, des réunions calmes, de jolies promenades lui sont nécessaires, et ce n'est que par exception que des excursions plus longues peuvent lui être permises.

Où ces conditions pourraient-elles se trouver réunies plus complétement qu'en Auvergne? Quelques heures de chemin de fer la séparent seulement des plus grandes villes de France; l'air de ses montagnes est d'une pureté sans égale, et ses stations étagées offrent les altitudes les plus variées; ses sources, bienfaisantes entre toutes, sont généralement situées dans des lieux d'une beauté magnifique, et pourtant la foule connaît peu le chemin de l'Auvergne! A qui la faute, si ce n'est aux détenteurs mêmes de ces richesses naturelles, qui n'ont rien fait pour les mettre en valeur! La foule ne peut être attirée par ce qu'elle ignore; et, si une publicité suffisante l'appelait une fois, peut-être encore ne reviendrait-elle pas, parce que la beauté des sites, la splendeur des horizons, les vertus médicales même des eaux, peuvent suffire au touriste et au malade, mais ne suffisent pas à la plupart des gens du monde. Il faut à ceux-ci les aisances, le confort auquel ils sont habitués. Ils consentiront bien à renoncer pour un instant à la vie de la ville, mais à la condition que tout la leur rappelle. Donnons à nos belles sources du Puy-de-Dôme des établissements complets, des hôtels confortables, des promenades sablées, des centres de réunion et de plaisir pour les soirées trop longues et les jours mauvais, et l'on dira bientôt : *Je vais en Auvergne*, comme on dit : *Je vais aux Pyrénées*, comme on disait jadis : *Je vais sur les bords du Rhin.*

GÉOLOGIE

ORIGINE DE LA TEMPÉRATURE ET DE LA MINÉRALISATION DES EAUX.

Nous ne pouvons aborder l'étude des eaux minérales d'Auvergne si variées de composition, si différentes de thermalité, sans rechercher avec les naturalistes qui se sont occupés avec le plus d'autorité de ces questions quelle en est l'origine et quelles sont les sources où elles puisent leur minéralisation et leur température.

Dès l'antiquité quelques penseurs émirent l'idée qu'une très-haute température existait dans l'intérieur du globe et pouvait expliquer la thermalité des sources minérales.

La fable des enfers paraît se rattacher assez directement à cette hypothèse d'un foyer intérieur appelé par Platon le *Pyriphlégéthon*. Lucrèce, Pline le naturaliste, Galien parmi les anciens; Descartes, Buffon, Laplace parmi les savants modernes, ont admis la chaleur centrale de la terre.

Laplace même a donné à cette théorie une valeur et une portée nouvelles en démontrant sa parfaite concordance avec les observations thermométriques faites dans les profondeurs des mines et avec les principes sur lesquels repose notre système solaire. Ce savant explique ainsi la thermalité des eaux minérales :

« Imaginons, dit-il dans son *Exposition du système* « *du monde*, au-dessous d'un plateau d'une grande « étendue et à la profondeur d'environ trois mille « mètres, un vaste réservoir d'eau entretenu par les « eaux pluviales ; elles acquièrent à cette profon- « deur, par la chaleur terrestre, une température à « peu près égale à celle de l'eau bouillante. Suppo- « sons ensuite que, par la pression des colonnes « d'eau adjacentes ou par les vapeurs qui s'élèvent « du réservoir, ces eaux puissent remonter jusqu'à « la partie inférieure du plateau, d'où elles s'écou- « leront ensuite ; elles formeront ainsi des sources « d'eau chaude imprégnées des substances solubles « rencontrées dans les couches qu'elles auront tra- « versées : ce qui donne une explication vraisem- « blable des eaux thermales. »

Aujourd'hui presque tous les géologues acceptent l'hypothèse de la chaleur terrestre, et la divergence n'existe plus que sur le degré de cette température ; quelques-uns pensent qu'elle ne s'élève pas très-haut, tandis que, pour beaucoup d'autres, entre 40 et 50 kilomètres de profondeur non-seulement elle atteindrait le point de fusion des granites, mais même celui de tous les métaux.

Notre globe présenterait donc une masse en fusion ayant une température de plus de 1,300 degrés, l'enveloppe de cette masse ignée se réduirait à une couche solide d'à peine 40 kilomètres d'épaisseur, c'est-à-dire à une fraction qui ne serait que 1/320 du diamètre de notre globe. Cette mince écorce serait donc, relativement à la masse intérieure fondue, à peine comparable à la coquille d'un œuf en regard de la portion liquide.

Des observations faites avec le plus grand soin soit dans les mines profondes, soit sur les eaux chaudes sortant des puits artésiens, ont montré que, dans nos contrées, la température croît avec la profondeur et que le thermomètre s'élève d'un degré chaque fois qu'on descend à 30 mètres dans l'intérieur du globe; on peut donc calculer ainsi approximativement la profondeur d'où viennent les eaux thermales.

En Auvergne, par exemple, les eaux de Chaudes-Aigues qui émergent à une température de 88 degrés (soit environ à 80 degrés au-dessus de la température moyenne extérieure), proviendraient d'un réservoir situé au moins à 2,400 mètres au-dessous du sol : cette profondeur doit même être plus considérable, car nous ne comptons pas le refroidissement que subit cette eau dans son long trajet à travers des roches dont la température est beaucoup plus basse.

Les eaux du Mont-Dore avec leurs 45 degrés, celles de la Bourboule avec leurs 60 degrés ont également des sources très-profondes ; car on ne peut alléguer pour aucune d'elles des causes accidentelles d'échauffement ; elles ne sont en effet au voisinage d'aucune espèce de foyer, de houillère en combustion, etc., et sortent au contraire au milieu de roches granitiques ou trachytiques, qui ne peuvent qu'abaisser leur thermalité. On peut donc assurer que la température de chaque source est en rapport avec la profondeur que les eaux ont atteinte dans leur cours souterrain.

On se demandera naturellement quels chemins peuvent suivre ces eaux pour venir de pareilles profondeurs émerger à la surface de la terre. La constitution géologique de notre contrée fournit une réponse facile.

Les soulèvements considérables et les affaissements partiels qui ont tourmenté le sol de l'Auvergne ont produit sur son écorce granitique des dislocations nombreuses ; les épanchements de roches fondues ou à demi pâteuses, comme les basaltes et les trachytes, les projections de scories et de cendres, tous les phénomènes violents, résultant de l'activité des volcans qui couvrent ces contrées ; les ébranlements causés par les violents tremblements de terre qui ont dû se produire ; le retrait qu'a dû opérer le refroidissement sur des masses rocheuses sortant de la terre à une température élevée, sont autant de causes qui s'offrent à la pensée pour expliquer les nombreuses fissures qui doivent sillonner le sol jusqu'à des profondeurs énormes !

C'est dans de semblables fissures ou filons, qu'à une date bien plus ancienne encore, des eaux chargées de matières minérales ont, par la suite des siècles, déposé les métaux que notre industrie va y rechercher aujourd'hui. Telle est l'origine des filons de plomb, de cuivre, d'argent, exploités à Pontgibaud et dans les nombreuses mines de nos montagnes.

Ces fissures ou failles varient dans leur forme et leur direction, car elles ont pu se produire dans des conditions différentes : les unes, incomplétement remplies par un filon, ont donné passage à l'eau entre le terrain primitif et la roche plutonique ; d'autres, partant du centre, n'ont pu se prolonger jusqu'à la couche la plus superficielle de la terre ou ont rencontré là des obstacles insurmontables qui les ont arrêtées et les ont subdivisées en plusieurs filons latéraux. L'eau qu'elles conduisaient s'est fait alors jour soit à travers le terrain primitif, soit entre les terrains plutoniques et les trachytes, soit enfin entre deux masses de trachytes sorties en des temps différents. Enfin des changements survenus après les éruptions volcaniques peuvent également modifier le cours de certaines eaux et les faire glisser à travers des fentes qui les séparent des basaltes. Autant de circonstances qui influent sur la minéralisation et la thermalité des sources, et expliquent les différences si notables de température et de composition qui existent entre des eaux voisines, à plus forte raison entre des stations rapprochées comme Saint-Nectaire et le Mont-Dore par exemple.

« Suivons maintenant, dit M. Nivet, le trajet des eaux pluviales : ces liquides pénètrent par les failles supérieures et cheminent en descendant entre deux couches de différents âges; arrivés à une grande profondeur, ils deviennent plus chauds et rencontrent des courants d'acide carbonique et des vapeurs salines qui les rendent minéraux et en augmentent le pouvoir dissolvant; ils remontent alors vers le sol et sortent par une de ces fissures du sol en empruntant quelques-uns de leurs éléments aux parois rocheuses des canaux dans lesquels ils circulent. »

Pour nous résumer donc, nous pensons que certaines fissures qui se sont produites entre les assises des terrains primitifs, plutoniques et volcaniques, ont créé des canaux ayant la forme d'un tube en U ou d'un syphon renversé, dont la branche la plus longue s'ouvrant sur le bord des cratères et des lignes de soulèvement de nos plateaux élevés, reçoit les eaux provenant de la pluie et des montagnes voisines. Suivant alors la courbe de ce canal, ces eaux se rapprocheraient plus ou moins de la partie ignée du globe, où elles acquerraient une température qui en augmenterait les propriétés dissolvantes et en faciliterait le retour. Ainsi modifiées elles reviendraient à la surface du globe suivant la direction plus ou moins verticale de ce canal fluxueux. Ces sources viennent émerger ordinairement sur le penchant des collines, sur le bord des bassins et des vallées, vers ces points où la croûte du globe, soulevée par les efforts des déjections volcaniques, s'est trouvée brisée par contre-coup.

Chacune de ces fontaines se présente alors avec une thermalité indiquant la profondeur de son origine et une composition révélant la nature des terrains qu'elle a traversés.

Cependant tous les géologues ne sont pas absolument d accord sur l'origine des sels contenus dans les eaux. « Les uns, dit M. Lecoq, ne veulent voir dans la composition des sources minérales que des principes empruntés aux terrains qu'elles traversent. D'autres compliquent la question de réactions diverses sur les roches qui sont en contact avec ces eaux chaudes pendant leur trajet, et l'on ne peut nier dans certains cas l'influence de ces réactions. » Nous trouvons donc d'un côté les géologues qui regardent le terrain superficiel comme fournissant les principes minéralisateurs des eaux, et, d'un autre, ceux qui placent cette origine dans les couches profondes où les eaux ont pénétré. « L'acide carbonique et les matières salines qui accompagnent ces eaux, dit Lecoq, ont fait admettre qu'elles viennent de grandes profondeurs et qu'elles sont dues à la condensation des vapeurs qui peuvent, sans se liquéfier, arriver très-près du globe à une température bien supérieure à l'eau bouillante. Plusieurs des substances qu'elles renferment peuvent avoir été entraînées par la vapeur, puisque nous produisons des effets semblables dans nos laboratoires. »

Quant à nous, admettant que plusieurs des

sources minérales d'Auvergne proviennent des fissures qui séparent la roche plutonique des terrains primitifs, ou suivent ces failles granitiques qui, près de la couche superficielle du globe, rencontrent des obstacles qui les arrêtent et les divisent, nous pensons que ces sources s'enrichissent de sels nouveaux puisés dans les terrains qu'elles traversent. C'est dans ces couches peu profondes, par exemple, que les eaux de la Bourboule rencontrent une partie de leur arsenic, ainsi que tendent à le démontrer plusieurs analyses faites sur ces eaux thermales puisées à une grande profondeur. Plusieurs autres sources d'Auvergne doivent également à leur passage plus ou moins oblique à travers les terrains secondaires ou tertiaires, quelques-uns des sels qui entrent dans leur composition. Cependant l'origine de la minéralisation des eaux thermales divise bien plus les géologues que celle de leur température, et si l'expérience a pu, dans certains cas, fournir des données très-probables sur la composition de telle ou telle source, on ne saurait, pour les éléments qui entrent dans celle de plusieurs autres, être aussi affirmatif.

EAUX MINÉRALES

D'AUVERGNE.

Les stations thermales d'Auvergne que nous nous proposons de passer en revue, pour les comparer les unes aux autres, tant au point de vue de leur minéralisation que de leurs indications thérapeutiques, ont été presques toutes connues des Romains, qui ont laissé près d'elles des traces plus ou moins importantes de leur passage.

On peut même juger des connaissances hydrologiques de ce peuple conquérant, en comparant les modestes vestiges qui avoisinent certaines sources, aux ruines imposantes qui entourent nos grandes stations thermales, comme le Mont-Dore par exemple ; la science moderne n'a pu, le plus souvent, que justifier ses appréciations et partager ses préférences.

Depuis l'occupation des Gaules par les Romains jusqu'au cinquième siècle, où l'évêque Sidoine Apollinaire, dans une lettre à son ami Aper, parle de *Calentes Baiæ* que les uns appliquent au Mont-Dore, les autres à Chaudes-Aigues, il n'est resté aucune tradition sur les eaux d'Auvergne. Jean Banc en 1605, Duclos en 1675, font une description de plusieurs sources de la basse Auvergne assez fréquentées à cette époque. Chomel en 1732, dans son *Traité des eaux minérales de Vichy*, décrit les stations du Mont-Dore, de la Bourboule, de Saint-Nectaire, de Saint-Mart et dit un mot d'autres sources moins importantes.

En 1788, Legrand d'Aussy, dans un voyage fait dans la haute et la basse Auvergne, cite la plupart des sources du Puy-de-Dôme. Vauquelin (1799), Berthier (1822), font les analyses de plusieurs d'entre elles, et nous arrivons ainsi aux premières recherches sur les propriétés physiques, chimiques et médicinales des eaux du Mont-Dore par Michel Bertrand, en 1823. Mais si, comme nous le voyons, les principales stations thermales d'Auvergne avaient été déjà étudiées et décrites, les nombreuses sources qui émergent de tous côtés sur ce sol privilégié étaient encore pour la plupart inconnues.

C'est au zèle et aux travaux du Dr Nivet, qu'elles doivent d'être sorties de cette obscurité où les laissait l'indifférence du médecin et du géologue qui, dans cette province d'Auvergne, en rencontrent de nouvelles à chaque pas. On ne saurait trop admirer l'activité que ce savant modeste a dû dépenser pour visiter chacune d'elles, l'analyser, en rechercher les effets thérapeutiques, soit dans sa composition, soit dans les traditions orales et écrites qu'il a pu recueillir. Son *Dictionnaire des eaux minérales* restera toujours comme une preuve de l'étendue de son érudition et des ressources qu'il a su en tirer pour être utile à son pays.

Un autre savant dont le nom nous est cher et dont la générosité a doté notre ville de précieux souvenirs a également consacré aux eaux d'Auvergne ses travaux. Les études de M. Lecoq sur les *Eaux du plateau central de la France* et sur leurs rapports avec la chimie et la géologie sont venues compléter les recherches plus médicales de son devancier.

Enfin nos principales stations ont été le sujet d'intéressantes études pour les médecins qui s'y sont établis; leurs observations jointes aux travaux de MM. Nivet et Lecoq ont également contribué à faire connaître et apprécier les richesses minérales de notre sol.

Les analyses des eaux d'Auvergne faites par le Dr Nivet, il y a trente-cinq ans, viennent d'être reprises par M. Truchot, professeur de chimie à la Faculté des sciences de Clermont, et président de la station agronomique du Centre. Les progrès qu'a faits la chimie, les moyens nouveaux dont elle dispose pour donner aux analyses une exactitude rigoureuse, ont engagé ce savant infatigable, dont le nom est déjà connu par de nombreux travaux, à reprendre l'œuvre de M. Nivet et à publier un nouveau dictionnaire des sources minérales du Puy-de-Dôme.

Deux cents sources environ ont été soumises à l'analyse dans le laboratoire de la Faculté des sciences; l'habileté de l'opérateur et les précautions dont il s'est entouré assurent à ce travail une autorité scientifique.

L'énumération seule des 235 sources qui composent l'ouvrage de M. Truchot serait trop longue pour trouver ici une place. Plusieurs d'entre elles présentent du reste peu d'intérêt pour le médecin. Nous voulons cependant citer quelques-unes de ces eaux modestes qui près des groupes thermaux que nous allons décrire viennent solliciter le regard du géologue et justifier quelquefois les préférences du praticien. Nous allons donc, en étudiant la classification la plus naturelle des eaux d'Auvergne, signaler les types les plus saillants de ces sources.

CLASSIFICATION.

Les nombreuses sources du département du Puy-de-Dôme, dont les échantillons et les analyses figurent cette année à l'Exposition, dans le pavillon des Eaux minérales, peuvent être divisées en dix classes :

1° Les eaux carboniques simples ;
2° Les eaux bicarbonatées sodiques ;
3° Les eaux bicarbonatées mixtes ;
4° Les eaux chloro-bicarbonatées légères (moins de 1 gr.) ;
5° Les eaux chloro-bicarbonatées moyennes (de 1 à 3 gr.) ;
6° Les eaux chloro-bicarbonatées fortes (de 3 à 7 gr.) ;
7° Les eaux ferrugineuses simples ;
8° Les eaux ferrugineuses-bicarbonatées ;
9° Les eaux arsenicales simples ;
10° Les eaux chloro-arsenicales.

Plus, une source chlorurée sulfureuse et bitumineuse (eau mère), le Puy de la Poix.

Nous ne trouvons en Auvergne, comme le prouve cette division, ni sources sulfureuses ni sources sulfatées. Les eaux bicarbonatées sodiques pures, comme certains types de Vichy et de Vals, sont également mal représentées, mais la minéralisation des autres classes offre assez de variété pour donner lieu à des applications nombreuses et fournir au médecin des indications thérapeutiques importantes. Aussi allons-nous la passer en revue.

Par **eaux carboniques** nous entendons quelques sources amétalliques froides qui tirent de leur richesse en acide carbonique toute leur valeur. Véritables eaux de selz naturelles renfermant parfois jusqu'à 2 gr,50 d'acide carbonique par litre, ne troublant pas le vin et lui donnant un piquant des plus agréables. L'acide carbonique de ces eaux éveille l'appétit et exerce sur les glandes de l'estomac une action stimulante. Il augmente la sécrétion du suc gastrique, active ainsi la digestion et favorise l'assimilation.

Les eaux carboniques ont une action sédative sur les états nerveux de l'estomac; non-seulement elles calment les douleurs qui accompagnent la digestion, et arrêtent les vomissements passagers, mais encore elles sont très-efficaces pour combattre ces gastralgies réfractaires à tout traitement qui, par le rejet des matières alimentaires, entraînent une extrême faiblesse.

Nous trouvons dans cette classe, à Ambert, les sources de la Gerbe et de Rodde ; au Chambon, les sources de la Pique et de la Garde; à Glaine-Montaigut, la source du Cornet; à Saint-Amand Roche-Savine les sources de la Fayolle, de Chemailles et des Querettes ; à Médague, trois sources voisines et les fontaines du Vernet-Sainte-Marguerite et de Grandrif.

Analyses des eaux carboniques.

EAUX CARBONIQUES.	BESSE. Source Thérèse.	ST-AMAND. Source de la Fayolle.	SOURCE du Vernet-SAINTE-MARGUERITE.
Température	7°.8	8°	»
Acide carbonique	2.300	1,911	1.850
Bicarbonate de soude	0.022	0.019	0.208
— de potasse			
— de chaux	0.038	0.020	0.051
— de magnésie	0.025	0.025	»
Silice	0.022	0.016	0.085
Total des sels	0.107	0.086	0.344
Total, avec l'acide carbonique	2.407	1.997	2.194
	(Truchot, 1877.)	(Truchot, 1876.)	(Truchot, 1878.)

Les **eaux bicarbonatées sodiques** si abondantes dans les provinces voisines, l'Ardèche et le Bourbonnais, sont rares en Auvergne. Nous ne trouvons que les eaux de Courpière et de Châteldon, qui, par la prédominance du bicarbonate de soude et l'absence presque complète de chlorures, peuvent être rangées dans cette classe. Cependant, aux carbonates de soude et de chaux, se joint-il encore une certaine quantité de fer qui leur imprime un caractère que n'ont pas les eaux alcalines qui en sont privées. Les dyspepsies acides chez les anémiques, les dyspepsies pituiteuses chez les sujets nerveux se trouveront toujours bien de l'usage de ces eaux, sédatives par leurs principes alcalins, et toniques par leur carbonate de chaux et de fer. Elles seront prescrites dans ces cas nombreux qui réclament les alcalins et où la faiblesse du sujet pourrait faire redouter l'effet dépressif de cette médication. Ces eaux en effet, quoique sédatives, sont rarement débilitantes.

TABLEAU :

Analyses des eaux de Courpière.

EAUX BICARBONATÉES SODIQUES.	SOURCES		
	DU PRÉ.	DU PUITS.	BUVETTE. Ligne
Acide carbonique libre........	0.785	0.394	0,616
Bicarbonate de soude.........	3.315	3.075	3.295
— de potasse........	0.064	0.064	0.064
— de chaux.........	0.953	0.902	0.977
— de magnésie.......	0.652	0.812	0.464
— de fer..........	0.051	0.051	0 044
Sulfate de soude..............	0.027	0.027	0.023
Chlorure de sodium...........	0.036	0.031	0.031
— de lithium......	0.022	0.022	0.022
Silice......................	0.120	0.120	0.120
Iodure et bromure...........	traces	traces	traces
Arséniates..................	indices	indices	indices
Total des sels.........	5.079	5.104	5.120
Avec l'acide carbonique libre...............	5.869	5.494	5.836

(Truchot, 1877.)

Les **eaux bicarbonatées mixtes**, c'est-à-dire sodiques et calciques, peu nombreuses sur ce tableau, pourraient l'être beaucoup plus, si nous n'avions pas exclu de cette classe toutes celles qui ont une quantité trop faible de carbonate de chaux, ou une proportion assez forte de chlorure de sodium pour appartenir à la classe suivante.

Les eaux bicarbonatées mixtes se rapprochent des eaux de Courpières; peu chlorurées, elles tiennent surtout des carbonates de soude et de chaux leur caractère chimique et leur action thérapeutique; plus efficaces à combattre les dyspepsies atoniques que les alcalines franches, elles s'adressent à l'état catarrhal des voies digestives et surtout à certaines entérites chroniques avec diarrhée, chez les sujets lymphatiques ou scrofuleux.

Nous trouvons dans cette classe quelques sources de Châteauneuf et de Rouzat, dont les analyses accompagnent l'étude, la source de Beaulieu, celle de Saint-Myon, les deux sources de Chaudefour, les trois sources du Chambon et les quatre d'Église-Neuve.

Les **eaux chloro-bicarbonatées** sont si nombreuses en Auvergne, que leur minéralisation, échelonnée de 1 gramme à 8, nous offre la série la plus régulière et la plus remarquable des eaux de cette classe. Du chlorure de sodium, du fer, souvent même de l'arsenic viennent avec leur action plastique, atténuer, sans les détruire, les propriétés altérantes et fluidifiantes des sels alcalins. Ces eaux répondent assez souvent, malgré leurs chlorures, aux indications de la médication alcaline; elles sont dans ces cas précieuses pour les sujets lymphatiques, faibles, anémiques, qui auraient à redouter la débilité qu'entraîne souvent le traitement par les eaux alcalines fortes.

C'est à ce titre qu'elles sont préférées pour combattre plusieurs manifestations arthritiques. Ces altérations pathologiques peuvent résister à un premier traitement, peuvent récidiver, mais les sujets qui les portent, affaiblis ordinairement par une diathèse qui jette le trouble dans les fonctions digestives, puisent toujours dans le traitement thermal une tonicité musculaire, une activité organique qui les ramènent chaque année vers ces sources bienfaisantes.

Les eaux chloro-bicarbonatées sont souvent indiquées dans les dyspepsies et autres affections du tube digestif qui ont pour cause ou pour effet l'anémie et la chlorose ; leur emploi, prolongé même, est toujours sans danger, car, loin de dépasser le but et d'affaiblir le sujet, les alcalins, unis au chlorure de sodium, sont des stimulants des fonctions digestives, et concourent avec le fer, la chaux et les autres principes toniques à relever les forces, en favorisant l'assimilation des aliments.

« Les eaux chloro-bicarbonatées réunissent, comme le dit Rotureau, les vertus des eaux chlorurées à celles des eaux franchement bicarbonatées sodiques et c'est là leur caractère essentiel ; elles doivent donc être considérées comme les eaux alcalines des sujets chloro-anémiques, lymphatiques ou scrofuleux, chez lesquels certaines altérations viscérales, tributaires des alcalins, ne doivent pas faire oublier les éléments chlorurés et toniques que réclame impérieusement leur constitution. »

Les eaux chloro-bicarbonatées thermales sont représentées par nos principales stations : Royat, Châtelguyon, Saint-Nectaire, Châteauneuf, Rouzat, etc. ; des analyses accompagnent chacune de ces études.

Les sources chloro-bicarbonatées athermales sont si nombreuses que nous avons cru devoir les diviser en trois classes : les légères, les moyennes et les fortes. Dans les eaux légères, nous trouvons : à Saint-Maurice, la petite et la grande source de la Chapelle ; à Bromont, la source de Javel.

Dans les moyennes :

A Augnat, 3 sources dites de Barrége ; à Chamalières la source des Roches ; à Clermont 16 sources ; à Coudes 2 ; à Gimeaux 3 ; à Médagues 4 sources dont celle de l'Ours ; à Royat 5 ; à Châteauneuf 6 ; à St-Maurice 5 et à Manzat 3.

Dans les fortes nous avons aux Martres 5 sources, à St-Marguerite 3, à Châtelguyon 10 et à Saint-Nectaire 26.

Les analyses qui accompagnent l'étude de chaque station thermale donnant la composition de plusieurs eaux de cette classe, nous y renvoyons le lecteur.

Mais à côté de ces eaux si heureusement minéralisées s'en trouvent de plus modestes que nous avons rangées dans la famille des **ferrugineuses carbonatées**. Plus de 40 sources en Auvergne appartiennent à cette classe. Généralement froides, souvent très-gazeuses, ces eaux paraissent plus agréables que les eaux chlorurées ferrugineuses qui alimentent nos principaux établissements thermaux; elles sont ordinairement bues sur place par les jeunes filles chlorotiques et les malades anémiques ou convalescents chez lesquels elles combattent l'hypoglobulie, en favorisant la formation des hématies ; comme les précédentes, elles réveillent l'appétit, stimulent les fonctions digestives et rétablissent la nutrition.

Entraîné par le carbonate de chaux, le fer dans un grand nombre de ces eaux gazeuses se précipite dès qu'une partie de leur acide carbonique s'est dégagée. Plus heureuses cependant, quelques-unes conservent en bouteille leur limpidité et supportent sans altération l'expédition. Telle est, entre autres, l'eau de Renlaigue qui contient 8 centigrammes de carbonate de fer.

La classe des **eaux ferrugineuses simples** ou crénatées ne comprend qu'une source, celle de Breuil près de Thiers qui contient 55 milligrammes de crénate et d'apocrénate de fer. Dans celles des **carbonatées ferrugineuses**, nous trouvons : à Besse 2 sources, à Chauvrat, 2 autres; aux Martres-de-Veyre, les sources du Tambour, du Cornet, du Saladi et les fontaines Tixier et Mirand; à Saint-Diéry, les eaux de Renlaigue et de la Bonnette ; à Rochefort, 2 sources ; à Saint-Priest des Champs, 4, à Verrières, 3, et à Arlanc, 1.

Quelques sources d'Auvergne sont du reste remarquables par leur richesse en sels martiaux : celle du Puits-Loiselot dont nous donnons l'analyse au chapitre de Clermont contient jusqu'à 43 centigrammes de carbonate de fer par litre.

Mais nous sommes loin de croire que les plus riches soient les plus actives. Quand en effet les préparations ferrugineuses sont assimilées, les doses les plus faibles sont toujours suffisantes et l'emportent de beaucoup sur ces masses pilulaires indigestes qui ont fait longtemps la base de la thérapeutique martiale.

Notre savant professeur de thérapeutique, le Dr Gubler, a donné aux eaux chloro-bicarbonatées ferrugineuses le nom de *lymphe minérale*, tant leur composition se rapproche de celle du sérum sanguin.

Le bicarbonate de fer dans les eaux chlorurées sodiques d'Auvergne est supporté avec facilité par les estomacs les plus capricieux. La thermalité de plusieurs de ces sources est certainement pour quelque chose dans cette tolérance, mais l'union du fer avec les autres éléments de leur minéralisation (chlorure de sodium, bicarbonates de soude et de chaux) en masque les effets irritants et en double les effets toniques. Nous avons souvent vu à Royat des malades, ayant contre tous les ferrugineux une prévention légitimée par une irritation gastrique consécutive à l'emploi du fer, ne pas soupçonner la présence de ce métal dans des eaux qui en contenaient 5 centigrammes, et attribuer à tout autre sel les heureux effets qu'ils retiraient du traitement.

Analyses des eaux ferrugineuses bicarbonatées.

EAUX FERRUGINEUSES BICARBONATÉES.	BESSE. Source Berthaire	CHANONAT. Source Fontrouge	RENLAIGUE	ARLANC.
Acide carbonique libre...	2.173	0.715	2.464	1.700
Bicarbonate de soude.....	0.143	0.268	0.417	0.328
— de potasse....	traces	traces	traces	traces
— de chaux.....	0.339	0.437	0.216	0.290
— de magnésie..	0.185	0.288	0.247	0.262
— de fer........	0.086	0.053	0.081	0.070
Sulfate de soude.........	0.007	0.062	0.024	traces
Chlorure de sodium.......	traces	0.008	0.431	0.010
Silice..................	0.050	0.050	0.060	0.048
Total, non compris l'acide carbonique libre......	0.810	1.166	0.465	1.018
Total, y compris l'acide carbonique libre..,....	2.083	1.881	3.929	1.718
	(Truchot, 1877.)			(Truchot, 1877.)

Si dans les **eaux arsenicales** nous n'avons placé que les sources du Mont-Dore, ce n'est pas qu'elles soient les plus riches du groupe de l'Auvergne, mais bien parce que ce sont celles où l'effet arsenical se trouve le moins sujet à être altéré par d'autres éléments minéralisateurs. Plusieurs stations d'Auvergne possèdent de l'arsenic dans leur composition ; ce métalloïde s'y trouve soit à des doses inférieures au Mont-Dore, comme à Royat, soit à des doses bien supérieures comme à Saint-Nectaire et à la Bourboule; mais, dans ces stations, l'arséniate de soude se trouve englobé dans une si grande quantité d'autres sels que son principe actif en est modifié dans ses effets tant physiologiques que thérapeutiques.

Nous n'avons donc conservé qu'aux eaux du Mont-Dore le titre d'arsenicales. Quoique le traitement thermal de cette station, en exagérant toutes les sécrétions cutanées, puisse, par cette méthode dérivative, rendre compte de son effet sur l'état catarrhal des muqueuses; il n'est douteux pour personne que l'arsenic de ces eaux n'entre pour beaucoup dans leurs effets sédatifs sur les phlegmasies chroniques et sur les névroses des voies respiratoires. Nous donnons donc le titre d'eaux arsenicales à celles du Mont-Dore, quoique nous ne regardions que comme secondaire le rôle de ce milligramme d'arséniate de soude dans l'action puissante du traitement balnéaire de cette station et nous renvoyons le lecteur à cette étude.

Les **eaux chloro-arsenicales** de la Bourboule doivent à la grande quantité d'arsenic qu'elles renferment (7 milligr.) leurs propriétés antiherpétiques. Le chlorure de sodium ne se trouve pas dans leur minéralisation à dose suffisante pour expliquer l'action si énergique de ces eaux dans toutes les manifestations scrofuleuses. Le sel marin se trouve en si grande abondance dans plusieurs de nos stations chlorurées (Salies-de-Béarn, Uriage, Bourbonne), que l'on se rend compte alors du rôle de ce stimulant précieux opposé à l'atonie générale des sujets lymphatiques ou scrofuleux. A la Bourboule, nous avons besoin de l'arsenic, pour comprendre l'effet héroïque de ces eaux dans certaines altérations cutanées de nature herpétique. L'activité imprimée aux diverses sécrétions par le chlorure de sodium se trouve compensée plutôt que combattue par l'arsenic, ce médicament d'épargne, qui lui permet d'atteindre la diathèse scrofuleuse jusque dans ses plus profondes manifestations.

EAUX MINÉRALES

DE CLERMONT-FERRAND

La ville de Clermont renferme 15 sources minérales appartenant à la classe des chloro-carbonatées mixtes ; elles jaillissent à peu près toutes sur les bords du ruisseau la Tiretaine, depuis son arrivée, près de la place de Jaude jusqu'à sa sortie du faubourg de Saint-Alyre.

Plusieurs de ces sources sont non-seulement riches en bicarbonates de soude et de chaux, mais encore en carbonate de fer, et mériteraient d'être utilisées. Elles conviennent en effet aux sujets anémiques, scrofuleux et rachitiques que l'on rencontre trop fréquemment dans ces quartiers bas de la ville, mais un préjugé les fait dédaigner, et c'est à grand'peine que les médecins de Clermont peuvent décider les jeunes filles chloro-anémiques à aller boire l'eau ferrugineuse de Jaude ou celle du puits artésien, qui sont certainement des plus propres, par leur minéralisation, à combattre le lymphatisme et l'hypoglobulie.

Ces eaux minérales que l'on voit couler dans tous les ruisseaux du faubourg de Saint-Alyre ont toujours été sans crédit près des gens qui l'habitent. Cependant un établissement balnéaire a été créé près de la grande source incrustante. C'est un bâtiment de 30 mètres de longueur sur 7 de profondeur, ayant une vingtaine de cabinets de bains. L'eau minérale à 22°,2 est surchauffée par un serpentin de vapeur. A une température un peu élevée comme 36 ou 38°, ces bains sont excellents pour le traitement du rhumatisme articulaire ou musculaire. A 32 ou 34°, ils s'adressent au contraire aux constitutions lymphatiques légèrement scrofuleuses ou rachitiques ; ils sont toniques et excitent la circulation périphérique. Ces bains n'ont jamais été suffisamment appréciés des habitants de Clermont et ne sont fréquentés que par quelques malades peu aisés qui s'en contentent, ne pouvant plus aborder les prix relativement élevés des bains de Royat.

Les fabriques de pétrifications utilisent seules la riche minéralisation des eaux de Clermont. C'est du reste à Saint-Alyre qu'est née cette industrie. Au siècle dernier, le jardinier de l'abbaye vendait aux étrangers qui venaient visiter son pont naturel des rameaux incrustés, et Chomel envoyait à Tournefort des raisins et des feuillages recouverts de ces dépôts calcaires.

Les eaux de Saint-Alyre, les premières employées pour la pétrification, sont inférieures à celles de Saint-Nectaire et surtout de Gimeaux, qui laissent déposer un carbonate de chaux beaucoup plus blanc et donnent des cristallisations plus fines. Afin de rivaliser avec les produits de Gimeaux, on commence à Clermont par débarrasser l'eau minérale de la partie la plus grossière de son calcaire : silice, phosphate, carbonate de fer, etc., et pour cela on lui fait suivre un long parcours à ciel ouvert dans des conduits de 70 à 80 mètres de longueur ; de distance en distance de petites fosses reçoivent et retiennent les premiers sels terreux qui se déposent, et des pierres volcaniques, en contrariant et en détournant le cours de cette eau, contribuent également à la dépouiller de ses sels. A l'aide de plâtre cru déposé çà et là et que ce liquide légèrement acidulé dissout en partie, on cherche à remplacer par des dépôts d'une grande blancheur les carbonates ferrugineux qu'on lui enlève.

Arrivée au bout de sa course, l'eau minérale a perdu une partie de ses sels terreux ; pour dégager plus promptement l'acide carbonique qui retient en dissolution ceux qui lui restent, on la précipite de haut ; elle se divise en tombant, se brise sur le sol, rejaillit avec force et éclabousse les objets qui sont déposés près d'elle. Ce sont généralement des nids d'oiseaux, des rameaux de houx ou de buis, des feuilles de chêne ou de chardon, des fruits, des objets en terre cuite ou en porcelaine ; chaque gouttelette dépose sur eux une fine couche de carbonate de chaux. Comme dans la galvanoplastie l'épaisseur du revêtement se mesure à la durée de l'exposition : il faut ordinairement dix à quinze jours pour les objets légers sur lesquels une couche un peu épaisse amènerait la déformation des contours.

Mais on ne craint pas de sacrifier souvent ce vernis aux brillantes facettes, à la pureté des lignes et à la fidélité des détails. On place dans ce cas sur le sol de la pièce des moules en soufre reproduisant en creux des médailles et autres objets en relief : le carbonate de chaux se dépose et remplit si exactement les moindres dépressions du modèle que l'on obtient, en galvanoplastie calcaire, une reproduction parfaite du sujet demandé. C'est au revers de la médaille que doit se chercher alors la fine cristallisation qui donne à ces produits industriels leur cachet d'origine et en fait toute la valeur. Montées en broches, en coffrets ou en bas-reliefs, ces pétrifications, aujourd'hui dans le commerce, vont porter au loin le souvenir de nos eaux d'Auvergne.

Les sources calcaires de Clermont déposent sur leur cours des travertins énormes qui souvent les emprisonnent et en changent la direction. Ce sont elles aussi qui ont formé le long de la Tiretaine sur la rive droite de laquelle elles émergent, ces ponts naturels fort curieux qui ont fixé de tous temps l'attention des voyageurs. Belleforest les cite dans sa *Cosmographie universelle* publiée en 1575, et s'exprime ainsi : « Au dedans de l'abbaye de Saint-
« Alyre passe un fleuue qu'on dit auoir esté iadis
« nommé Scatéon et ores est dit Tiretaine, sur le
« cours de la quelle est posé ce merueilleux pont de
« pierre naturelle fait par l'eau d'une fontaine qui

« s'endurcit en pierre non sans estonnement des « effets miraculeux de la nature ; et laquelle fon- « taine est à enuiron trois cents pieds de la riuière « la quelle coulant vers la riuière susdite faict cette « durté pierreuse du pont par sous lequel passe le « fleuue susnommé. »

« Le feu Roy, Charles neuuième du nom, faisant « son voyage de Bayonne, voulut voir ce pont me- « ruéilleux et la fontaine qui n'est artificielle, et le « cours d'eau et la source d'ou elle procède, comme « chose estrange et des plus rares miracles de « nature qu'on voye guère en la France. » M. le Dr Nivet, à qui nous empruntons cette citation, en fait plusieurs autres qui prouvent combien ces eaux pétrifiantes excitaient autrefois la curiosité des naturalistes.

Quatre ponts ont été ainsi jetés sur la Tiretaine par les eaux minérales qui jaillissent sur ses bords. « Le premier, dit Lecoq, en dehors de Saint-Alyre, n'est pas fini et ne présente que des masses de travertins qui s'avançent au-dessus du ruisseau ; il est dû sans doute à une source qui avait autrefois plus d'importance. Le second est dans l'établissement même du premier ; il est formé par la source des bains : on le montre aux curieux comme un pont en voie de formation, et, pour qu'il ne s'achève pas, on en retire l'eau incrustante pendant la majeure partie de l'année. » Ce pont est en face de l'établissement, son arcade non achevée a $4^{m},25$ de longueur, l'eau en tombant forme une énorme stalagmite qui tend à rejoindre l'extrémité de l'arcade, mais qui est plutôt entravée qu'aidée dans ses efforts par le propriétaire qui en brise de temps en temps la pointe.

Un troisième, beaucoup plus ancien, puisqu'on attribue sa formation à l'époque où l'Auvergne n'était pas encore habitée, se trouve maintenant de niveau avec le sol. Son arche, de 8 mètres de largeur, présente une assez grande solidité pour permettre, en tout temps, le passage des voitures.

Enfin le quatrième, connu sous le nom de Grand-Pont naturel ou de Pont du Diable, se trouve dans la propriété de M. Montel, rue des Chats. C'est le plus remarquable. D'après les mesures prises par M. Nivet en 1844 il a 10 mètres de longueur sur 5m,50 de largeur et 5 mètres de hauteur au-dessus du ruisseau. C'est une stalagmite énorme formée par la chute de l'eau minérale qui, en s'élevant peu à peu, est venue rejoindre l'arcade supérieure et la compléter en se soudant avec elle.

A côté de ses eaux incrustantes, Clermont présente d'autres sources qui doivent à une moins grande abondance de carbonate de chaux et à la prédominance de quelques autres principes d'être employées dans certains cas. On n'ose pas dans le faubourg Saint-Alyre goûter à une eau qui pourrait pétrifier l'intestin ou engendrer des pierres dans la vessie ; mais cependant l'efficacité bien avérée de certaines autres sources est parvenue à vaincre l'éloignement systématique qu'entraîne ce préjugé.

Ce sont les eaux ferrugineuses de Jaude et du

puits artésien où vont boire, chaque matin, pendant l'été, les ouvrières de la ville et quelques jeunes filles des pensionnats de Clermont. Nous allons leur en donner l'analyse ainsi que celle d'une source récemment découverte qui peut être considérée comme la plus martiale du monde, puisqu'elle renferme 43 centigrammes de carbonate de fer par litre, c'est-à-dire environ dix fois plus que la plupart de nos eaux martiales.

A côté de l'eau du Puits-Loiselot aussi riche en acide carbonique qu'en fer et que nous montrons ici comme un petit phénomène minéral, nous croyons devoir donner l'analyse d'une belle source qui jaillit aux portes de Clermont et qui doit à l'abondance de son gaz de se trouver sur toutes les tables. L'acide carbonique qui se dégage à son griffon est assez abondant pour alimenter une importante fabrique de limonades gazeuses qui fournit ses produits à tous les limonadiers du département. La source des Roches, trop minéralisée, à notre avis, pour une eau de table simple, est précieuse pour les sujets lymphatiques ou chloro-anémiques; elle aiguise leur appétit, favorise leur digestion et enrichit leur sang des éléments qui lui manquent.

TABLEAU :

Analyses des eaux minérales de Clermont.

Composition rapportée à 1 litre.

EAUX MINÉRALES de CLERMONT.	St-ALYRE Grande source des Bains.	JAUDE Source ferrugineuse.	PUITS LOISELOT ferrugineuse.	LES ROCHES.
Acide carbonique libre ..	1.286	1.752	1.171	1.650
Bicarbonate de soude.....	1.515	0.360	0.667	0.840
— de potasse....	0.153	0.031	0.460	0.160
— de chaux.....	1.383	0.944	1.270	0.751
— de magnésie..	0.422	0.460	0.166	0.451
— de fer........	0.034	0.051	0.432	0.046
Sulfate de soude.........	0.140	0.077	traces	traces
Phosphate de soude.	0.002	0.002	traces	0.006
Chlorure de sodium..	0.674	0.701	0.723	1.055
— de lithium.....	0.031	traces	0.018	0.033
Arséniate de soude.......	traces	traces	traces	traces
Silice..................	0.100	0.096	0.098	0.092
Matières organiques......	traces	traces	traces	traces
Total, non compris l'acide carbonique...	4.799	2.701	3.834	3 552
Total, avec l'acide....	6.085	4.453	5.005	5.202
	Truchot, 1878	J. Lefort, 1859	Truchot, 1876	Truchot, 1877

MONT-DORE

Chemin de fer de Lyon : ligne du Bourbonnais jusqu'à Clermont-Ferrand ; de Clermont, deux routes : une par Raudanne, 40 kilomètres, l'autre par Laqueuille, 53 kilomètres. Six diligences et deux courriers font chaque jour le service. Voitures et calèches à volonté.

TOPOGRAPHIE.

Le trajet de Clermont au Mont-Dore présente, sous ses aspects les plus variés, cette nature d'Auvergne bouleversée par les volcans et tour à tour sévère ou souriante. C'est après avoir porté maintes fois les yeux du voyageur des plaines fertiles de la Limagne aux villages qui l'animent et aux verts coteaux qui l'entourent, qu'à l'aide de ses nombreux lacets, la route du Mont-Dore parvient enfin à atteindre le pied du puy de Dôme, un des géants de l'Auvergne.

A mesure qu'on avance, la campagne change d'aspect ; le paysage d'abord sévère devient triste, l'horizon s'assombrit ; pendant un trajet de plus de 20 kilomètres, l'œil cherche en vain une habitation, il n'aperçoit que des espaces sablonneux, des rochers nus, des steppes sauvages. Quelques maigres troupeaux de chèvres et de brebis indiquent seuls qu'il reste des traces de végétation sur ce sol aride.

Mais apparaissent enfin les roches Tuillière et Sanadoire, et dès lors le tableau change, la nature reprend sa vie et sa fraîcheur.

Des bruyères roses et de vertes fougères tapissent les flancs des montagnes dont le front altier est couronné de longues aiguilles basaltiques qui simulent tantôt le jeu d'un orgue gigantesque, tantôt les créneaux dentelés d'une forteresse. La route court le long des précipices, mais l'œil les sonde sans effroi, car leurs bords escarpés sont tapissés de gênets et de fleurs. C'est un délicieux paysage de la Suisse ; ce sont de frais vallons qu'arrosent de capricieuses cascades ; c'est une route pittoresque qui, à travers les rochers et les bois, vous conduit rapidement au Mont-Dore.

« La vallée du Mont-Dore, dit le Dr Alvin, s'étend du sud au nord du pic de Sancy au puy Gros où elle se rétrécit considérablement en déviant presque à angle droit, si bien qu'elle semble fermée de tous côtés. « Elle est limitée à l'ouest par le Capucin et à l'est par la montagne de l'Angle. Sa plus grande longueur du pic de Sancy à la base du puy Gros est de 6 kilomètres, sa plus grande largeur de l'est à l'ouest est de 2 kilomètres. Cette imposante et verte vallée voit naître la Dordogne qui, simple et clair ruisseau, la fertilise en serpentant du sud au nord.

« De ravissantes cascades d'aspect les plus variés, décorent le paysage. Ici la grande cascade du Mont-

Dore qui domine la vallée, tombe en éparpillant ses eaux en perles brillantes sur un fond de rochers sombres et dénudés. Là, la cascade de Queureuilh trace un long sillon d'argent sur un épais tapis de verdure et se précipite sur un lit de cailloux où elle rejaillit en fumée vaporeuse. »

La ville du Mont-Dore repose à la base de la montagne de l'Angle et partage la vallée du nord au midi en deux parties presque égales. Elle est à une altitude de 1050 mètres, dans une région tempérée, refroidie seulement par l'influence des montagnes qui l'entourent, et offre dans les deux mois les plus chauds de l'année, juillet et août, une moyenne de 17°.

Le Mont-Dore est après Baréges la station la plus élevée de France. Le rôle que joue cette altitude a été si diversement interprété que nous croyons devoir dire un mot de son influence sur le traitement thermal. Le malade à cette hauteur se trouve dans la région alpestre, comprise entre 800 et 2000 mètres. « Cette zone, dit M. Hirtz, où la température, même au plus fort de l'été, ne dépasse pas 20°, est le véritable domaine d'été des phthisiques. En effet, les phthisiques courent plus de dangers par les chaleurs de l'été, dans les pays chauds, que par les froids de l'hiver. » Malheureusement, au Mont-Dore la température est assez variable pour que le Dr Boudant avoue dans un de ses chapitres avoir vu fréquemment le thermomètre marquant 25° et 28° dans la journée tomber le soir à 12° ou 15°. — Le malade est ainsi tenu aux précautions dont doivent s'entourer les sujets à bronches délicates qui quittent la plaine pour aller habiter la montagne. L'air vif et pur qu'on y respire réveille toutes les fonctions de l'économie ; il active la circulation, ouvre l'appétit, favorise la nutrition ; mais il porte aussi dans les fonctions pulmonaires une activité qui peut être dangereuse pour les phthisiques.

L'altitude et le climat du Mont-Dore nous offrent donc des conditions favorables à l'état général affaibli de plusieurs malades qui fuient avec raison les chaleurs des plaines et l'atmosphère des villes pour aller se rafraîchir et se retremper à l'air vif et pur des montagnes. Mais cependant nous conseillons aux phthisiques qui ont un tempérament nerveux et congestif de ne pas prendre part aux promenades et aux excursions du Mont-Dore qui, en raison même de l'élévation de ces contrées, activent assez énergiquement les fonctions du cœur et des poumons pour donner lieu à des hémoptysies. Ces accidents trop fréquents sont du reste presque toujours le résultat d'une imprudence.

Nous concluons donc en disant que l'altitude du Mont-Dore, précieuse pour quelques sujets mous et affaiblis, nous paraît contre-indiquée à un certain nombre de phthisiques excitables chez lesquels les congestions sont promptes et les hémorrhagies faciles.

Les eaux du Mont-Dore décrites au cinquième

siècle sous le nom de *Calentes Baiæ* par l'évêque Sidoine Apollinaire, qui avait par delà ces monts une villa, étaient connues bien avant lui. Les fouilles qu'a nécessitées la construction, en 1817, de l'établissement actuel, ont mis à nu non-seulement trois piscines dont une en marbre blanc, mais encore des fragments de colonnes et des corniches d'une telle grandeur qu'elles laissent supposer que les Romains y avaient élevé un établissement grandiose.

Michel Bertrand, qui surveillait lui-même ces travaux, encourageait et dirigeait ces fouilles, recueillit précieusement ces épaves de l'antique prospérité du Mont-Dore et les fit disposer avec art au centre d'une vaste rotonde qu'entourent de grands arbres ; c'est la promenade, c'est le rendez-vous habituel des baigneurs que n'ont pas entraînés les excursions lointaines ; véritable musée en plein air dont la vue ne peut que relever le courage du malade, en lui rappelant les hautes traditions de ces thermes et leur passé brillant.

ÉTABLISSEMENT.

A quelques pas de la rotonde, sur la grande place du Panthéon, s'élèvent deux bâtiments qui constituent l'établissement thermal du Mont-Dore; l'un est destiné aux bains et l'autre aux vapeurs.

L'établissement des bains est adossé à la montagne de l'Angle des flancs de laquelle s'échappent les sources thermales. C'est un grand bâtiment à l'aspect noir et sévère. L'épaisseur de ses murailles, les énormes assises de lave porphyrique qui forment ses massives arcades, semblent braver le vent et la tempête et rappellent la prison plutôt que le palais de la nymphe qui enrichit ces contrées. Les trois étages de ce bâtiment consacrés au service balnéaire sont distribués de la manière suivante :

Au rez-de-chaussée, deux piscines et trois baignoires alimentées à eau vive par la source Madeleine et servant surtout aux indigents ou aux baigneurs peu aisés; autour trente baignoires munies de douches aménagées le long des galeries du nord et du sud.

Au premier, les bains de luxe, dit tempérés : dix-huit cabinets disposés autour d'une grande salle renferment de vastes baignoires en lave porphyrique d'un beau poli ; chacun d'eux est muni de douches chaudes. C'est la source César plus ou moins coupée avec la source froide de Sainte-Marguerite qui alimente cette galerie.

Au deuxième, les bains du Pavillon : douze cabinets dont cinq sont disposés directement sur les griffons jaillissant de la montagne granitique contre laquelle est appuyé l'établissement. Ces sources, comme celle de Saint-Jean, qui alimente les autres cabinets, ont une température oscillant entre 40 et 43°. Ce sont là les bains chauds du Pavillon tant vantés dans les ouvrages classiques de Michel Bertrand, et faisant actuellement, à certaines heures, le service des bains de pied des hommes.

L'aménagement balnéaire du Mont-Dore qui comprend aujourd'hui quatre-vingt-seize cabinets de bains et deux piscines, est complété par un service de douches puissantes installées dans les baignoires du rez-de-chaussée, où se trouvent également les bains de pied des femmes.

Sur la façade de l'établissement, le long de la place, se profile une grande galerie qui sert de promenoir couvert. Au centre se retrouve la buvette alimentée par la source Madeleine et au-dessus la grande salle des fêtes et les salons de lecture et de jeux.

L'établissement des vapeurs vient de recevoir de la nouvelle administration de notables améliorations. Cette construction prolongée a permis de doubler le nombre des salles consacrées à l'aspiration. Ces installations récentes ne laissent rien à désirer, elles présentent un confortable en rapport avec la distribution de chaque service. L'établissement des vapeurs du Mont-Dore comprend maintenant huit salles d'aspiration, deux salles de pulvérisation, deux cabinets de douches naso-pharyngiennes et vingt-deux douches de vapeur.

SOURCES.

Cinq sources de minéralisation et de température presque uniformes alimentent le service des bains et des douches du Mont-Dore.

La source Magdeleine, appelée aujourd'hui source Bertrand, en souvenir de l'illustre créateur de cette station ; c'est la plus chaude (45°) et la plus abondante de la station; son griffon, qui se trouve dans la galerie du sud au rez-de-chaussée, débite 140 litres par minute d'une eau bouillonnante, qui alimente le service balnéaire de cet étage, les douches, et fournit les vapeurs des salles d'inhalation.

La source du Pavillon, appelée également source Saint-Jean, est composée des divers griffons qui jaillissent au fond des baignoires du second étage ; leur débit est d'environ 49 litres à la minute, leur température de 40° à 43°.

Les sources César et Caroline sortent du flanc de la montagne de l'Angle, un peu au-dessus de l'établissement; elles mélangent leurs eaux en un puits commun qu'abrite un petit bâtiment d'ordre toscan et fournissent 80 litres d'eau à 44°, destinés aux bains de la grande salle.

Deux autres petites sources, Ramond et Rigny, découvertes en 1833, dans les ruines des bains romains, alimentent quelques baignoires du rez-de-chaussée.

Enfin, l'eau destinée à l'exportation est fournie par la source Boyer, dont le griffon se trouve hors de l'établissement et donne 28 litres à la minute d'une eau à 45°.

A côté de toutes ces sources chaudes, un peu au-dessus de César, se trouve le griffon d'une source froide, c'est celle de Sainte-Marguerite, eau gazeuse très-agréable que l'on rencontre partout ici sur la table des baigneurs.

ANALYSES

Analyses des eaux du Mont-Dore

par Jules Lefort (1862).

DÉSIGNATION DES SUBSTANCES.	SOURCE de la MAGDELEINE	SOURCE du PAVILLON.	SOURCE CÉSAR.
	gr	gr	gr
Oxygène	0.65	0.77	0.98
Azote	8.64	10.45	14.22
Acide carbonique libre	0.3522	0.3810	0.5967
Bicarbonate de soude	0.5362	0.5452	0.5361
— de potasse	0.0309	0.0309	0.0212
— d'oxyde de rubidium. — d'oxyde de cæsium	indices	indices	indices
— de lithine	traces	traces	traces
— de chaux	0.3423	0.3142	0.3209
— de magnésie	0.1757	0.1676	0.1676
— de protoxyde de fer	0.0207	0.0235	0.0258
— de manganèse	traces	traces	traces
Chlorure de sodium	0.3685	0.3630	0.3587
Sulfate de soude	0.0761	0.0761	0.0756
Arséniate de soude	0.00096	0.00096	0.00096
Borate de soude. Iodure et fluorure de sodium	traces	traces	traces
Acide silicique	0.1654	0.1686	0.1552
Alumine	0.0112	0.0094	0.0083
Matière organique bitumineuse	traces	traces	traces
Totaux	2 08016	2.07776	2.26736

CLASSIFICATION.

Les eaux du Mont-Dore, les moins minéralisées des sources thermales de l'Auvergne, puisqu'elles renferment à peine 2 grammes de principes fixes, ont été classées par Jules Lefort et les auteurs du *Dictionnaire des eaux minérales* parmi les bicarbonatées mixtes ferrugineuses. Michel Bertrand les plaçait dans les alcalines légères; les avis des médecins qui lui ont succédé, tendent à les considérer surtout comme arsenicales.

Sans vouloir entrer, à ce sujet, dans la discussion célèbre qui s'est élevée entre le Dr Richelot, inspecteur du Mont-Dore, et les Drs Chateau et Vérité, médecins à la Bourboule, nous avouons que nous ne saurions partager l'opinion trop absolue de notre savant confrère qui pense que les eaux de la Bourboule par leur enrobement dans les autres éléments de leur minéralisation perdent assez de leur caractère arsenical pour être inférieures à celles du Mont-Dore. Nous aimons mieux croire que la faible minéralisation de ces dernières n'est pas étrangère à leur action plus directe sur les phlegmasies des voies respiratoires, et d'un autre côté que la richesse saline de la Bourboule imprime à l'arsenic de ses eaux une action directe, plus énergique contre les manifestations les plus graves de la diathèse scrofuleuse. Nous trouvons ainsi deux heureuses applications du précieux métalloïde qui enrichit les eaux d'Auvergne.

Si donc la découverte de Thénard en 1852, en poussant les expérimentateurs vers la théorie chimique, a fait attribuer à l'arsenic bien des cures qui ne lui reviennent pas, et a peut-être éloigné trop vite les praticiens des principes remarquables sur lesquels Michel Bertrand avait basé la thérapeutique de cette station, nous pensons cependant que, dans la cure des affections pulmonaires, il revient au précieux métalloïde une part qui, pour être exagérée peut-être, n'en n'est pas moins légitime. Les expériences physiologiques assignent en effet à l'arsenic une influence modératrice sur la combustion respiratoire ; en retardant ainsi l'oxydation du sang, il calme les mouvements thoraciques et rend plus facile, comme le dit le professeur Gubler, l'accomplissement de la respiration dont les exigences se sont abaissées. Nous regardons donc le milligramme d'arséniate de soude qu'elles possèdent comme suffisant, en l'absence de tout autre principe minéralisateur actif, pour imprimer à leur thérapeutique un caractère bien tranché, et nous adoptons pour ces eaux la classification de notre savant confrère, le Dr Labat, qui les désigne sous le nom d'eaux thermales simples arsenicales.

EFFETS PHYSIOLOGIQUES ET THÉRAPEUTIQUES.

Prise en boisson, l'eau du Mont-Dore répand dans l'estomac une douce chaleur, qui semble favoriser les fonctions digestives; son usage les premiers jours occasionne de la soif, quelquefois de la diarrhée à laquelle succède ordinairement une constipation opiniâtre; la sécrétion des glandes salivaires est diminuée et les malades se plaignent d'une sécheresse habituelle de la bouche et du larynx; mais c'est du côté de la peau que le traitement thermal du Mont-Dore produit ses effets physiologiques les plus remarquables.

Sous l'influence de la salle d'inhalation, du bain et même de l'eau seule en boisson, les sécrétions cutanées ne tardent pas à s'exagérer. Les malades se trouvent inondés de sueur après chaque exercice balnéaire et leur peau conserve toute la journée une moiteur plus ou moins accusée.

Le Dr Cazalis dans un intéressant travail présenté à la Société d'hydrologie a justement appuyé sur cette action diaphorétique du Mont-Dore et sur la part qui lui revient, non-seulement dans le traitement des affections catarrhales des bronches, mais encore dans la disparition de certaines sécrétions morbides comme les sueurs chez les phthisiques et autres. Le Dr Richelot fait remarquer que, malgré ces sueurs abondantes, les malades constatent une augmentation plutôt qu'une diminution dans la sécrétion urinaire.

Le Dr Joal dans ses essais médicaux établit un parallèle entre les effets physiologiques des bains du Mont-Dore et ceux de l'acide carbonique, et attribue à la présence de ce gaz une grande partie de leur action élective sur la peau. « Combiné, dit-il, avec leur haute thermalité, il produit une vive excitation de tout l'appareil cutané ; les glandes sébacées, les follicules sudoripares sécrètent abondamment leurs produits, la peau devient rouge et turgescente, le pouls plein et fréquent. Puis succède une période d'apaisement avec bien-être général et tendance au sommeil. »

Malgré l'abondance de ces sécrétions, les baigneurs trouvent dans cet air vif de la montagne une telle excitation de toutes les fonctions de l'économie, qu'ils résistent sans fatigue à ces diverses déperditions et combattent par un appétit vigoureux la faiblesse qu'elles pourraient occasionner. « La médication mont-dorienne, dit M. Richelot, présente une première période d'excitation bienfaisante, l'appétit devient très-vif, les fonctions digestives se régularisent et acquièrent une activité nouvelle; il en résulte un sentiment de bien-être et un accroissement des forces; à cette période d'excitation succède bientôt la période de sédation, pendant laquelle l'ordre et le calme s'établissent dans les organes de l'innervation et par suite dans toutes les fonctions de l'économie. La fréquence du pouls, augmentée les premiers jours, diminue ensuite à mesure que l'économie subit de plus en plus l'influence de la cure thermale. »

TRAITEMENT BALNÉAIRE.

Les bains à haute température qui ont fait la fortune et la gloire du Mont-Dore et auxquels Michel Bertrand a consacré les plus belles pages de son traité sont aujourd'hui délaissés. Soit, comme le pense le Dr Boudant, que les sujets qui fréquentent ces thermes ne soient plus assez vigoureux pour affronter ce traitement, soit que la surveillance qu'il exige ait effrayé quelques médecins, soit enfin que les séances de la salle d'aspiration et les douches arrivent plus facilement au but que l'on voulait atteindre; les baigneurs sont aujourd'hui, pour la plupart, soumis au traitement des bains tempérés.

Nous trouvons toujours cependant trois modes balnéaires installés dans l'établissement :

Les bains chauds du Pavillon, les bains tempérés du premier, et les piscines du rez-de-chaussée.

Les bains chauds du Pavillon sont presque tous alimentés par des sources qui, sous les pieds des baigneurs, s'échappent des fissures de la montagne de l'Angle. On comprend que ces courants d'eau minérale à une température native de 40° à 43° aient sur la peau des effets congestifs et stimulants. C'est ordinairement dans un demi-bain que pendant cinq ou dix minutes se trouve plongé le malade ; aussitôt qu'il se trouve entouré de la vapeur qui s'échappe de cette eau, la sueur perle sur son front, sa figure se congestionne, il sent son pouls s'accélérer, le sang battre dans ses tempes, il est oppressé, haletant, ses yeux sont rouges et brillants ; mais, après quelques brusques oscillations, c'est aux parties inférieures du corps que le sang se précipite et se fixe, et, dès lors, la tête dégagée, le patient, quoique inondé de sueur, éprouve un calme relatif et un bien-être indéfinissable que ne fait qu'accentuer le repos qu'il trouve au lit, où on le porte au sortir de ce bain.

Les bains tempérés sont alimentés, dit-on, par le mélange des sources chaudes de César et Madeleine avec la source froide de Sainte-Marguerite. Installés au premier avec plus de confortable que les autres, ce sont les mieux fréquentés aujourd'hui. Combinés avec les séances de la salle d'aspiration, ces bains arrivent à produire, sans l'intervention des hautes températures, cette dérivation cutanée et cette diaphorèse thermale qui font la base du traitement mont-dorien. Plus longs à se manifester d'abord, ces effets une fois commencés continuent à se produire régulièrement jusqu'à la fin de la cure.

Les piscines du rez-de-chaussée peuvent recevoir chacune vingt ou vingt-cinq personnes ; alimentées par une eau vive à 38°, elles produisent sur les malades des effets à peu près analogues à ceux des bains du Pavillon. Les piscines réclament cependant une moins grande surveillance ; elles ne sont aujourd'hui fréquentées que par les gens peu fortunés et les pauvres de l'hôpital thermal.

Le service des douches est mieux installé au Mont-Dore que dans quelques autres stations d'Auvergne ; les douches les plus puissantes et les plus chaudes se prennent dans la galerie du nord au rez-de-chaussée, mais il est peu de cabinets de bains qui n'en soient munis, et peu de baigneurs qui ne combinent leurs effets à ceux du bain.

Les douches chaudes, entre les mains des praticiens expérimentés, sont un des agents précieux de la thérapeutique thermale. Elles permettent à volonté d'étendre ou de limiter leur action dérivative et de produire, à l'aide des hautes températures, des effets que les rhumatisants n'auraient pas osé demander aux douches froides. Elles sont fréquemment employées au Mont-Dore sous forme de pluie chaude dans le traitement de l'emphysème et de l'asthme.

SALLES D'ASPIRATION.

Les salles d'aspiration du Mont-Dore jouissent d'une antique renommée, et les publications que font paraître chaque année les praticiens distingués de cette station ne font qu'étayer d'observations nouvelles le crédit qui les entoure. Aussi leur nombre a-t-il été dans ces dernières années notablement augmenté ; le Mont-Dore possède maintenant huit salles consacrées à l'inhalation. Les expériences de M. J. Lefort ont démontré que la plupart des principes minéralisateurs des sources passaient dans les vapeurs. On serait porté à l'admettre, en voyant les effets merveilleux produits sur les organes respiratoires par ce mode balnéaire employé avec succès tant au Mont-Dore qu'à la Bourboule et à Royat ; la température des vapeurs qui alimentent ces salles est cependant loin d'être la même; tandis qu'à Royat on a toujours évité avec soin de dépasser 26°, jusqu'à ces dernières années, au Mont-Dore, on laissait monter le thermomètre à 36° et 38° Dans ces cas les salles d'aspiration étaient transformées en sudatorium et nous comprenons que les vapeurs que les malades y respiraient pussent singulièrement favoriser la sécrétion sudorale et la poussée thermale ; mais on leur a reproché, avec raison, je crois, de donner lieu à des effets congestifs du côté des bronches, et de déterminer souvent même des hémoptysies. Avec les ressources qu'offrent les bains et les douches du Mont-Dore, on peut certainement, sans le secours de ces vapeurs brûlantes, obtenir l'effet diaphorétique et la réaction cutanée que l'on recherche. Les efforts des médecins de cette station sont enfin parvenus à éviter dans la disposition des nouvelles salles ce qui a été si critiqué dans les anciennes, et c'est entre 28 et 32°, que sont aujourd'hui maintenues les inhalations.

INDICATIONS THÉRAPEUTIQUES.

Les affections plus spécialement tributaires des eaux du Mont-Dore sont :

1° Les altérations des voies respiratoires ;

2° Les affections de nature rhumatismale.

La première classe, de beaucoup la plus importante, comprend toutes les inflammations chroniques de la muqueuse respiratoire. Nous y trouvons notamment le coryza chronique : inflammation à marche lente de la membrane pituitaire, avec ou sans ulcération ; le coryza humide avec écoulement d'un liquide muqueux ou purulent, et le coryza à forme sèche qui est le plus rebelle à tout autre traitement. Le Dr Alvin fait à l'aide d'une douche pénétrant par une narine et sortant par l'autre, en contournant le bord supérieur de la cloison, une irrigation ingénieuse qui modifie promptement la membrane pituitaire malade. Le traitement du coryza est classique au Mont-Dore.

L'angine chronique, angine granuleuse de Chomel, ou glanduleuse de Guéneau de Mussy, se trouve bien des douches pulvérisées du Mont-Dore. Sous l'influence de la médication thermale, les symptômes prennent d'abord un caractère plus aigu qui se révèle par de la douleur au moment de la déglutition, par de la rougeur, par une tuméfaction plus prononcée des parties atteintes. C'est à l'action excitante des eaux sur la muqueuse, inflammation substitutive, qu'est due l'action sédative qui la suit de près ; action locale qui, au dire de MM. Boudant et Mascarel, irait jusqu'à amener la résolution plus ou moins complète de l'hypertrophie amygdalienne ; c'est le but que l'on poursuit activement, mais que là comme ailleurs on atteint lentement.

Parmi les inflammations chroniques du larynx tributaires du Mont-Dore, la laryngite glanduleuse qui s'accompagne de pharyngite est une des formes qui offrent le plus de prise à la méthode thermale. Sous l'influence du traitement les différents symptômes s'amendent peu à peu. « La voix qui était voilée, rauque, inégale, dit le Dr Joal, reprend son caractère normal, la toux disparaît ainsi que le *hem* matinal, la respiration devient libre et les crachats pelotonnés ou déchiquetés de plus en plus rares. »

La chronicité si connue des diverses affections du larynx nécessite l'intervention directe des poussières minérales portées sur la muqueuse à l'aide d'appareils pulvérisateurs. Le docteur Joal a mis en honneur dans cette station un appareil fort ingénieux de son invention qui est maintenant adopté par plusieurs de ses confrères.

Mais à côté des douches pulvérisées, la dérivation puissante qu'on obtient au Mont-Dore à l'aide de ces courants d'eau minérale à 43° que l'on nomme bains de pieds, entre pour beaucoup dans le traitement des phlegmasies pulmonaires. Ces pédiluves en effet diminuent, d'un côté, l'état de congestion permanente où se trouvent les muqueuses, et combattent, d'un autre, l'effet congestif inséparable de la haute thermalité des salles d'aspiration et des bains de cette station. Aussi les malades en apprécient-ils les bons effets et en font-ils un fréquent usage.

La bronchite chronique et le catarrhe pulmonaire sont certainement les deux affections dans lesquelles le traitement mont-dorien a le plus de succès. Que l'inflammation chronique de la muqueuse bronchique donne lieu à des râles bullaires ou à des râles vibrants d'après la division de Beau adoptée par le Dr Boudant dans son étude du Mont-Dore, elle se trouve également amendée par le traitement thermal.

La bronchite à râles vibrants, qui est de beaucoup la plus fréquente, est un rhume négligé chez les sujets nerveux et surtout chez les vieillards ; les deux poumons sont ordinairement atteints, le malade tousse peu, expectore encore moins, mais il éprouve de la gêne, quelquefois même de l'oppression en marchant.

La bronchite à râles bullaires se rencontre surtout chez les sujets jeunes, les enfants. La fatigue et quelquefois l'amaigrissement du sujet, l'expectoration abondante de crachats muco-purulents, pourraient faire croire à une phthisie si l'absence des craquements et autres signes stéthoscopiques ne venait éloigner ces craintes.

La bronchite à râles vibrants est fréquente chez les vieillards et se rattache presque toujours à la diathèse arthritique. La bronchite à râles bullaires est l'apanage de l'adolescence et de l'enfance et se trouve souvent liée à la diathèse herpétique ou scrofuleuse; toutes les deux sont promptement amendées et souvent radicalement guéries par le traitement du Mont-Dore.

Si la bronchite chronique est une des affections qui se trouve le mieux du traitement du Mont-Dore, l'Asthme est certainement celle qui a le plus contribué à la réputation de ces thermes.

Le nombre considérable des patients, le trouble que jette dans leur existence cette terrible affection, les angoisses si pénibles qui accompagnent les crises et l'insuffisance de tous les moyens employés pour les soulager, devaient assurer l'avenir de toute station balnéaire propre à guérir cette affection; c'est au Mont-Dore qu'est dévolue cette lourde tâche.

L'asthme nerveux essentiel chez lequel l'examen le plus attentif ne peut faire découvrir de lésions, est heureusement rare, car c'est une des affections qui embarrassent le plus le médecin. Michel Bertrand le regardait comme réfractaire au traitement du Mont-Dore et M. Richelot son successeur n'a pas craint, il y a quelques années, de le ranger dans les affections sur lesquelles le traitement thermal était impuissant.

Le Dr Lassalas le premier, en étudiant cette si pénible névrose, a remarqué combien les bains favorisaient le retour des accès; se contentant alors de soumettre ses malades à des séances d'aspiration prolongées, ne leur permettant que quelques douches en pluie sur le dos, il est arrivé à modifier si heureusement leur état qu'on peut considérer aujourd'hui l'asthme sec nerveux comme soumis avec les autres affections pulmonaires aux effets sédatifs de la médication mont-dorienne.

L'asthme humide ou catarrhal est heureusement le plus commun. Simple ordinairement, dégagé de toute altération organique, dépendant seulement de l'irritation inflammatoire des bronches, il est tributaire au premier chef de la médication mont-dorienne et se trouve toujours soulagé et souvent guéri par les douches et les salles d'aspiration de cette station. Dans la moitié des cas malheureusement, l'asthme humide est lié à un emphysème, quelquefois même à un œdème des poumons. Le traitement, alors sans influence sur la dilatation vésiculaire des bronches, peut encore, en combattant l'état catarrhal qui l'accompagne, diminuer considérablement la gêne et la dyspnée du sujet. « Les eaux, dit le Dr Boudant, en agissant directement sur le catarrhe, décomposent la maladie, détruisent un de ses éléments principaux, et si l'emphysème ne se résout pas entièrement, il diminue sensiblement, ainsi que la dyspnée qui l'accompagne. »

D'autre part, l'asthme humide se trouve souvent lié à un état général goutteux ou rhumatisant. Les sueurs abondantes auxquelles sont soumis les malades, les éruptions cutanées qui souvent se produisent, suspendent dans ce cas les symptômes dyspnéiques, et permettent à l'action topique et élective des vapeurs minérales de modifier à loisir l'état catarrhal et inflammatoire de la muqueuse.

Parmi quelques autres altérations des voies respiratoires que nous rencontrons au Mont-Dore nous remarquons notamment la pleurésie chronique. Que les malades y viennent pour essayer de tarir une sécrétion qui a résisté à tous les autres moyens ou pour diminuer le frottement des deux feuillets de la plèvre, ils se trouvent bien du traitement thermal qui amende toujours l'état général du sujet, s'il n'arrive pas à effacer aussi complétement qu'on le désirerait les altérations qu'a laissées l'inflammation pleurale.

Si nous abordons maintenant le traitement de l'affection qui prélève sur l'humanité le tribut le plus considérable et qui a semblé jusqu'alors braver tous les efforts de la thérapeutique, c'est que nous croyons que les ressources qu'offrent les eaux minérales sont fort au-dessus de tous les autres moyens mis en jeu pour la combattre.

La Phthisie, dont l'Académie a enlevé récemment une des H, et qui n'est donc plus que la *Phtisie*, vient compromettre aux eaux du Mont-Dore son titre le plus pompeux, son incurabilité!

Les plus vieilles traditions du Mont-Dore reposent sur son action dans la phthisie. Saint Sidoine-Apollinaire appelait ces eaux *phthisiscentibus medicabiles*. Brieude écrivait que les phthisies pulmonaires avaient fait de tout temps la célébrité des eaux du Mont-Dore. Michel Bertrand, l'illustre fondateur de ces thermes, pensait que bien des gens devaient à leur saison du Mont-Dore d'avoir échappé à cette terrible affection. Enfin tous les médecins, qui depuis se sont occupés de ces eaux, ont été unanimes à en proclamer la valeur.

Les observations nombreuses consignées dans le récent ouvrage de M. le Dr Boudant, les recherches sur l'action du Mont-Dore du Dr Mascarel, les communications faites au congrès scientifique de Clermont par le Dr Lassalas, les observations recueillies et publiées par les Dr Chabory, Brochin, Cazalis, Alvin, Joal et autres tendent à démontrer, ainsi que l'a consigné le Dr Richelot dans ses nombreux mémoires, que si les eaux du Mont-Dore sont impuissantes dans certaines formes et à certains degrés de la phthisie, elles sont utiles, efficaces même, dans un grand nombre de cas.

« La cure du Mont-Dore, dit le Dr Joal, favorise la résorption des noyaux de pneumonie chronique qui entourent les foyers tuberculeux ou les cavernes, elle décongestionne l'organe pulmonaire soit par une action spéciale des eaux, soit par le contact direct des vapeurs sur le poumon. » Quoi qu'il en soit, et dans les cas les moins heureux, en activant la nutrition générale, en faisant disparaître l'état fluxionnaire du poumon, le traitement thermal du Mont-Dore ralentit la marche de la phthisie et suspend pour un temps plus ou moins long l'évolution du processus morbide.

Tout en recueillant donc avec une certaine réserve les observations séduisantes de plusieurs de ces cures, nous devons reconnaître, comme le dit le Dr Labat, que l'école anatomique s'est souvent montrée trop absolue et que les cliniciens en ont souvent appelé de son verdict implacable.

Le Mont-Dore n'est pas la seule station d'Auvergne propre au traitement des affections pulmonaires. Deux autres, la Bourboule et Royat, font valoir leurs titres à cette cure, et revendiquent même la préférence dans plusieurs cas.

Si nous quittons, d'un autre côté, les eaux d'Auvergne, nous rencontrerons le groupe des Pyrénées qui, dans le traitement de ces affections, élève bien plus haut ses prétentions. Laissant à d'autres le soin de soulager, il se réserve pour lui seul le droit de guérir radicalement. Une très-intéressante discussion s'est élevée, cet hiver, entre les docteurs Mascarel, du Mont-Dore, et Cazenave, des Eaux-Bonnes, sur l'effet plus ou moins favorable des

Eaux-Bonnes dans la phthisie. Les conclusions par lesquelles M. le Dr Mascarel a terminé les débats reproduisent si fidèlement notre pensée que nous nous permettons de les citer textuellement :

« L'eau d'Eaux-Bonnes exerce une action substi-« tutive, elle congestionne les poumons ; ses effets « sont centripètes.

« L'eau du Mont-Dore a une action diamétrale-« ment opposée, ses effets sont centrifuges, elle « décongestionne les poumons et ramène le « râle « de retour » (*Rhuncus crepitans redux*) dans les « lobules pulmonaires périluberculeux hépatisés, « ainsi que l'a dit de nouveau, à la Société d'hy-« drologie, notre jeune collègue, le Dr Cazalis, en « nous en attribuant la priorité.

« La première est excitante ; elle peut provoquer « des hémoptysies chez les sujets prédisposés ; la « seconde sédative, et par son action décentralisan-« te, est, de ce seul fait, plutôt antihémorrhagique.

« L'Eau-Bonne trouve ses applications dans l'excitation.

« L'eau du Mont-Dore dans la sédation. »

On ne peut avec plus de précision et plus d'originalité interpréter les effets des deux eaux qui tendent au même but par des chemins si différents.

S'il s'agit maintenant d'établir un classement dans les malades qui sont plus directement tributaires de telle ou telle de ces stations, nous étudierons les diathèses, les constitutions, les tempéraments qui régissent les sujets, bien plutôt que les lésions pulmonaires qui les préoccupent, et, guidé par l'expérience, nous dirons :

La Bourboule, en Auvergne, recevra et traitera avec le même succès les bronchites bullaires et les phthisies torpides que réclament les Pyrénées ; ses eaux chlorurées arsenicales modifieront chez ces sujets les altérations scrofuleuses contre lesquelles les eaux sulfureuses resteraient impuissantes.

Royat conviendra mieux que le Mont-Dore aux sujets nerveux, excitables, chez lesquels les congestions sont promptes, les hémorrhagies faciles ; aux personnes affaiblies qui auraient à redouter plutôt qu'à rechercher l'action diaphorétique du traitement mont-dorien, à tous les sujets arthritiques si impressionnables aux variations de température, enfin à ces constitutions délicates qui ont besoin d'être soutenues et qui demandent à être traitées sans épreuves, sans secousses et sans chaleur.

A côté de ces altérations si variées et si nombreuses des voies respiratoires qui trouvent au Mont-Dore un arsenal balnéaire admirablement installé pour les combattre, nous plaçons les affections de nature rhumatismale qui sont tributaires de la haute thermalité de ses bains et de la puissance de ses douches.

Le rhumatisme articulaire et musculaire, à forme chronique, trouve dans les bains à eau vive du Pavillon, aidés des douches de vapeur ou des douches à haute pression de la galerie du Nord, des agents puissants à leur opposer.

Les affections névralgiques de nature rhumatismale se trouvent également bien de ces sources qui s'échappent en bouillonnant sous les pieds des baigneurs. Ces flots d'acide carbonique ont un effet sédatif précieux pour combattre l'élément douloureux.

Les praticiens attachés à la station du Mont-Dore citent dans leurs ouvrages plusieurs autres affections tributaires de leurs eaux : affections du tube digestif, dyspepsies, entéralgies, diarrhées chroniques ; des affections catarrhales de l'ouïe et de l'utérus ; des affections chloro-anémiques, etc., etc. Mais le but de ce travail étant surtout d'éliminer les cas variés qui peuvent se rencontrer dans une saison, pour mieux dégager ceux pour lesquels le traitement thermal est formellement indiqué, nous ne mentionnerons dans chaque station que les indications les plus directes qu'aura fournies la minéralisation et qu'aura sanctionnées la pratique.

LA BOURBOULE

Commune de Murat-le-Caire, à 50 kilomètres de Clermont. Même itinéraire que le Mont-Dore et même service de voitures.

TOPOGRAPHIE.

En quittant la vallée du mont Dore et en suivant pendant 7 kilomètres le cours sinueux de la Dordogne, on rencontre, à une altitude de 850 mètres, la station de la Bourboule.

C'est au pied d'un immense rocher granitique, que couronne encore le château ruiné de Murat-le-Caire, qu'est bâti le hameau. Autour de ses modestes chaumières, sont venus, depuis quelques années, se grouper de nombreux hôtels qui commencent à donner à ce pauvre village l'aspect brillant d'une ville neuve.

La vallée, fermée au couchant comme au nord par de hautes montagnes, est largement ouverte au soleil levant. De ce côté, l'œil se promène agréablement sur les prairies verdoyantes qu'arrose la Dordogne et découvre au loin la montagne de l'Angle qui domine le mont Dore.

Abrité par ces murailles naturelles des vents du nord et du couchant si redoutables dans les régions montagneuses, le village de la Bourboule expose, en plein midi, ses nombreux hôtels ; l'horizon s'élargit devant eux ; car la vallée n'est limitée au sud que par des coteaux disposés en amphithéâtre où des bois de hêtres et de sapins étalent une verdure qui contraste avec les teintes sévères du paysage.

Si par sa situation, par son altitude, la Bourboule a moins à redouter que le Mont-Dore les vents sauvages et les changements brusques de température, si pendant le cours de la saison le thermomètre y descend rarement au-dessous de 12° à 13°, il lui arrive souvent aussi d'y monter à 29° et 30°. Le touriste regrette alors cet air frais des montagnes qui fait braver les rayons brûlants du soleil, mais le baigneur doit à ces conditions climatériques plus douces de pouvoir à la Bourboule prolonger sa saison au delà du terme fixé pour le Mont-Dore.

DES EAUX DE LA BOURBOULE.

C'est sur la rive droite de la Dordogne, dans la partie de la vallée la plus rapprochée de cette montagne de granit qui l'abrite au nord, que jaillissent les sources précieuses de la Bourboule.

Jamais titre de précieuse n'a été plus légitimement acquis, car si certains sels, comme les carbonates alcalins et les chlorures, nous rappellent encore que ces eaux appartiennent au groupe de l'Auvergne, les hautes doses d'arsenic qu'elles renferment impriment à leur minéralisation un cachet

5

d'originalité qui tranche sur toutes les autres stations d'Europe et ouvre le champ à une thermothérapie nouvelle.

Nous venons d'interpréter les heureux effets de l'arsenic dans les eaux du Mont-Dore, qui contiennent un milligramme d'arséniate de soude; que sera-ce ici où nous en rencontrons vingt-sept! Nous n'aurions besoin que d'un filet de cette eau précieuse pour assurer l'avenir d'une station, et c'est de tous côtés qu'on la voit jaillir de ce sol privilégié.

Malgré leur richesse arsenicale dévoilée depuis 1854 par les analyses de Thénard, il n'y a que quelques années que les eaux de la Bourboule sont. sinon connues, du moins justement appréciées du monde médical. C'est aux travaux, aux démarches, aux efforts du Dr Choussy qu'elles doivent d'être sorties du rang modeste qu'elles ont trop longtemps occupé en hydrologie. Expérimentées en 1866 et 1867 dans le service de M. Guéneau de Mussy, à l'Hôtel-Dieu, et dans celui de M. Bazin, à Saint-Louis, c'est sous le patronage de ces deux maîtres qu'elles ont pu enfin produire les titres de noblesse qui les placent aujourd'hui au premier rang des eaux minérales connues.

L'importance qu'elles ont prise en quelques années a transformé, à vue d'œil, cette petite station. Dans l'impossibilité d'abriter les malades qui de tous les coins du monde accouraient vers leurs sources merveilleuses, les habitants de ce pauvre village ont vendu, à prix d'or, les jardins et les champs qui entouraient leurs chaumières pour former des places, bâtir des hôtels et élever des établissements. Malheureusement on ne s'est pas contenté de ces améliorations; des recherches ont été entreprises, des puits nouveaux ont été creusés, et la rivalité, l'ambition s'en mêlant, on a mis à fouiller ce sol un tel acharnement, que l'on a bientôt vu les sources anciennes disparaître, les différents griffons se confondre, et la fortune hydriatique de la Bourboule, suivant l'habileté d'une sonde, ou la puissance d'une pompe, passer rapidement d'une main à une autre. Le propriétaire d'hier n'est plus celui d'aujourd'hui; celui qui, à grands frais, vient de terminer son établissement, n'a plus d'eau pour l'alimenter; celui à qui le hasard vient de livrer les sources n'a pas assez de baignoires pour les recevoir, et, sur ces nouvelles, le malade se couche sans savoir s'il aura son bain le lendemain !

Nous n'entreprendrons pas l'historique de cette lutte fâcheuse qui a eu pour effet de troubler la limpidité des eaux, de modifier momentanément leur composition, d'interrompre le service balnéaire et enfin de semer, entre les partis, la haine et la ruine; passons sur les tristes épisodes des saisons dernières, et faisons des vœux pour que ces nombreux forages ne finissent pas par altérer profondément la minéralisation remarquable de ces eaux. On frémit, en effet, en pensant qu'un coup de sonde malheureux en donnant une issue souterraine à ces sources précieuses, pourrait engloutir en un instant une des plus incontestables richesses de notre sol d'Auvergne !

INSTALLATIONS BALNÉAIRES. ÉTABLISSEMENTS NOUVEAUX.

L'installation balnéaire de la Bourboule a suivi la fortune de ses eaux : citée jadis comme une des plus élémentaires de nos stations d'Auvergne, elle ne le cède aujourd'hui à aucune autre pour le confort et même pour le luxe. Deux établissements ont été successivement construits, dans ces dernières années, et offrent aux baigneurs les aménagements les plus nouveaux et les plus appréciés de nos grandes stations thermales.

Le premier a été créé par le Dr Choussy, à la famille duquel appartenaient, depuis près d'un siècle, les sources de la Bourboule. C'est sur ses indications et sous sa surveillance que les aménagements les plus confortables, les appareils hydriatiques les plus ingénieux ont été installés. Le service balnéaire comprend une piscine et quarante-neuf cabinets munis de baignoires en fonte émaillée ; dans chacun d'eux se trouve un service de douches aussi variées de forme que de température.

Le service des vapeurs comprend deux salles d'inhalation alimentées par la vapeur forcée et munies de gradins, qui permettent à chaque malade de trouver la température qui lui convient le mieux, une salle de pulvérisation et une collection de douches oculaires, nasales, auriculaires, pharyngiennes et autres.

En dehors de ces salles, qui se rapprochent assez de celles du Mont-Dore, où les baigneurs se livrent en commun à l'inhalation, le Dr Choussy a fait installer dans ses cabinets un appareil qui permet à chaque malade de joindre à son bain l'aspiration des vapeurs minérales. Pour cela une douche en pluie est projetée avec force sur un plan incliné à 45°; elle fournit, par sa division extrême, de la vapeur spontanée qui, mélangée à l'eau minérale poudroyée, constitue une atmosphère réunissant les deux formes sous lesquelles l'eau est introduite dans les voies respiratoires.

La division complète et rapide de cette eau à 52° abaisse assez sa température pour que ces salles ne dépassent pas 30°. Nous regardons cette installation si simple comme très-ingénieuse. Aussi, quoique établis provisoirement pour attendre l'ouverture des salles d'aspiration, ces appareils ont été conservés dans les deux établissements nouveaux. Nous ne doutons pas que le milieu dans lequel se trouve plongé le malade ne lui soit aussi favorable que l'atmosphère des vapeurs forcées, et, loin de partager les idées émises à ce sujet par notre confrère, M. Escot, dans ses recherches thérapeutiques, nous pensons que, tout en s'éloignant du *modus faciendi* du Mont-Dore, les praticiens de la Bourboule peuvent obtenir de bons résultats de ces inhalations. Pourquoi donc fatiguer le malade par une sécrétion sudorale exagérée, faire appel à une excitation pénible de sa peau, soumettre ses bronches à une haute thermalité, quand il suffit, comme nous le voyons journellement à Royat, de l'aspiration des vapeurs minérales à 24° pour atteindre sûrement le but désiré ? La minéralisation de la Bourboule s'éloigne trop de celle du Mont-Dore pour comporter le même mode balnéaire.

A côté de l'établissement très-complet du Dr Choussy, la Société des eaux de la Bourboule avait, il y a quelques années, établi dans l'ancien hôtel Mabru un aménagement balnéaire provisoire. Trente-six cabinets de bains alimentés par les eaux du puits Perrière, et munis de douches pour la plupart, partageaient avec l'ancien établissement Choussy la clientèle de la Bourboule. Ces galeries, conservées par la compagnie, servent maintenant au service des bains de seconde classe.

C'est en dehors des rues étroites où se pressent les hôtels de la Bourboule, en face du parc et des sources Fenestre, sur un terrain qui sépare la Dordogne de la route du Mont-Dore, qu'ont été élevées les élégantes constructions destinées au service balnéaire de la compagnie. Rien n'a été épargné pour rendre cet établissement aussi complet que confortable, et le mettre ainsi en rapport avec l'importance chaque jour croissante de cette station.

Ce bâtiment représente un vaste quadrilatère dont chaque angle est formé par un pavillon d'une architecture gracieuse. Deux longues galeries, parallèles, l'une à la route, l'autre à la rivière, sont coupées chacune en leur milieu par deux pavillons en saillie qui les dominent et leur forment deux entrées monumentales. La large et belle galerie qui unit ces deux entrées sert de promenoir couvert et abrite les buvettes; de chaque côté s'ouvrent les salles des grandes douches chaudes.

Cette galerie centrale, dont les arceaux élevés donnent un caractère monumental à l'entrée de l'établissement, divise ce bâtiment en deux parties égales, l'une destinée au service des femmes et l'autre à celui des hommes.

Le service balnéaire est établi dans les galeries qui unissent les pavillons angulaires. Larges de 4 mètres, elles permettent aux chaises à porteurs de venir prendre les malades dans leur baignoire, de les conduire sans encombre dans les diverses parties de l'établissement. Cent vingt-huit cabinets de bains, précédés d'un vestibule et munis d'un système complet de douches, s'ouvrent sur ces longues galeries. Les deux grandes cours qu'elles encadrent sont réservées aux piscines. Dans l'une s'étalera bientôt une vaste nappe d'eau minérale qui permettra aux jeunes malades de se livrer au plaisir de la natation. Dans l'autre ont été ménagées plusieurs salles renfermant des bassins plus petits qui forment des piscines de famille où peuvent se baigner six à sept personnes.

C'est dans les pavillons angulaires, qui dominent d'un étage les galeries, que sont installées les douches à vapeur, les différents appareils pulvérisateurs et les salles d'aspiration à vapeur forcée. Toutes ces installations, savamment étudiées, luxueusement établies, forment un établissement des plus confortables. De vastes salons de lecture, de jeux et de fêtes, installés au premier étage de la galerie centrale permettront à la compagnie de joindre dorénavant, sous le même toit, l'agréable à l'utile.

En face de cet établissement, sur une étendue de plus de 7 hectares, se profilent les allées d'un parc. Tracé sur le versant d'une colline qu'arrose la Dordogne, il domine la vallée et les hôtels qui se sont amoncelés près des sources. Sorti de ces rues étroites, au milieu de la verdure qui l'entoure, le malade respire plus à l'aise; il peut, du reste, assis sous ces ombrages, suivre encore de l'œil l'animation que donne aux hôtels l'arrivée incessante de nouveaux baigneurs.

SOURCES ET PUITS NOUVEAUX.

Les anciennes sources de la Bourboule décrites avec soin par MM. Jules Lefort, Rotureau, Peironnel et autres auteurs étaient au nombre de sept. Toutes alcalines, chlorurées, arsenicales, elles présentaient peu de différence dans leur minéralisation et émergeaient du sol à des températures variant de 25° à 49°.

Inutile de les décrire aujourd'hui, car elles ont toutes disparu en 1864, par le forage des puits nouveaux. Ceux-ci, au nombre de huit, sont plus ou moins alimentés par les sources connues sous les noms de : source Choussy, source du Déversoir, source Mabru, source Perrière, source Sédaiges, source de la Plage, et enfin les deux sources Fenestre. Les deux premières sources appartiennent à M. le Dr Choussy, toutes les autres sont à la Compagnie des eaux de la Bourboule.

La *source Mabru*, située sous l'établissement des bains de ce nom, n'est plus utilisée, le puits au fond duquel elle émergeait a été le premier foré, il est aujourd'hui recouvert d'une voûte en maçonnerie.

La *source Perrière*, sur la place de la Bourboule, fournit à elle seule toute l'eau thermale nécessaire à l'alimentation des deux établissements de la compagnie ; elle est extraite par une pompe puissante d'un puits de 52 mètres de profondeur. Repris l'an passé, le forage de ce puits a été poussé jusqu'à une profondeur de 75 mètres. La température de l'eau de 54° est montée alors à 60° et des analyses nouvelles portent à croire que la minéralisation s'est aussi légèrement accrue.

À $2^{m},50$ environ de la source Perrière, M. Choussy a fait creuser sous un hangar qu'il possédait le *puits du Déversoir*. La communication inévitable qui s'est établie entre ces deux puits rivaux a été la cause principale de la guerre acharnée dont la Bourboule est encore le théâtre.

Le *puits Choussy* qui alimentait, seul, dans le principe, l'établissement de ce nom, se trouve près de là. Creusé alors à 40 mètres de profondeur, il avait un débit de 200 litres à la minute, qui a beaucoup diminué depuis les nouveaux forages. A l'aide d'un puissant jeu de pompes l'eau de ces puits est élevée dans des réservoirs ménagés sur le flanc de la montagne où elle se refroidit et va alimenter les douches et les bains du nouvel établissement du Dr Choussy.

Le *puits de Sedaiges* fournit une eau à 58° qui concourt avec celle de la source Perrière à l'alimentation des bains de la compagnie.

Le *puits de la Plage*, creusé primitivement à 10 mètres, vient d'être repris et poursuivi jusqu'à 35 mètres ; il fournit une eau de 36°, qui sert à abaisser la température des bains du grand établissement.

Les *deux sources Fenestre*, ainsi appelées du nom de la commune sur laquelle elles ont été découvertes, émergent sur les bords de la Dordogne, en face de l'établissement. Étudiées spécialement par le Dr Chateau, ces eaux ont une minéralisation qui, quoique beaucoup moins riche en arsenic que les autres sources de la Bourboule, est cependant précieuse. La source n° 2 notamment fournit une eau très-gazeuse où les principes toniques du fer, en s'unissant à ceux de l'arsenic, peuvent donner lieu à des applications thérapeutiques nombreuses.

Ces sources ont des températures de 21° et 32° qui peuvent les rendre fort utiles. Elles ne sont encore employées qu'en boisson.

La minéralisation des différénts puits que nous venons de nommer varie beaucoup moins que leur température. Cependant il existe entre les nouvelles sources une plus grande différence que n'en présentait l'analyse des anciennes.

L'origine des sources de la Bourboule est assez obscure. M. Lecoq, dans son étude sur les eaux du massif central de la France, croit à l'existence d'un ancien lac. Quelques empreintes végétales et l'abondance d'un tuf ponceux, représentant assez bien le dépôt lent qui se forme dans une eau dormante, fourniraient quelques preuves à l'appui de cette hypothèse. Le point d'émergence des sources thermales actuelles se trouve entre le granit et ce tuf ponceux. Les anciennes sources des Fièvres et de la Rotonde sortaient, dit-on, du granit même.

La nature des terrains ne fournit ordinairement que des données très-vagues sur la composition chimique des eaux. La minéralisation des sources thermales se ferait toujours en Auvergne, d'après M. Lefort, dans les couches très-profondes du sol, au-dessous des terrains cristallisés, des trachytes et des terrains tertiaires; leur température et leur composition seraient ensuite modifiées suivant les accidents que subirait leur parcours et la nature des milieux qu'elles traverseraient pour arriver à leur émergence. Des différences notables dans la composition arsenicale des eaux de la Bourboule ont été constatées pendant la saison dernière, alors que la lutte entre les deux pompes rivales abaissait considérablement le niveau des puits. L'eau au sortir de la faille granitique présentait trois degrés de plus, mais n'avait pas la richesse arsenicale qu'elle possède quand on lui laisse atteindre dans ces puits le niveau du sol. Ces observations font penser qu'une grande partie du précieux métalloïde est empruntée par un procédé de lixiviation aux couches superficielles du sol. Quant aux chlorures alcalins de ces eaux, ne seraient-ils pas fournis par d'immenses couches de sel abandonnées par le retrait des mers? Ne trouvant pas en Auvergne de terrain de trias, M. Lefort suppose en effet des gîtes indépendants de sel gemme qui expliqueraient la présence du chlorure de sodium dans toutes les eaux de cette contrée. Ces bancs de sel auraient été déposés, soit entre deux périodes d'éruption, soit postérieurement, dans un des nombreux soulèvements dont cette partie de la France présente de si importants souvenirs.

ANALYSES.

Analyse élémentaire des sources minérales de la Bourboule (Puy-de-Dôme).

DÉSIGNATION DES SOURCES.	PERRIÈRE.	SEDAIGES.	CHOUSSY.	FENESTRE. n° 2.
Résidu salin par litre..	gr 4.938	gr 4.528	gr 5.1400	gr 0.992
Arsenic métallique.....	gr 0.00705	gr 0.00689	gr 0.00750	gr 0.00101
Acide carbonique libre et combiné...............	gr 1.7654	gr 1.4982	gr 1.7654	gr 0.5260
Acide chlorhydrique........	1.8517	1.7122	2.0447	0.1293
— sulfurique...........	0.1175	0.1035	0.1098	0.0291
— arsénique...........	0.01081	0.01054	0.0115	0.00159
— silicique...........	0.1200	0.1175	0.1200	0.0794
Soude......................	2.4121	2.2580	2.6395	0.6681
Potasse.....................	0.1025	0.0921	0.0731	0.0199
Lithine.....................	indiquée	indiquée	indiquée	indiquée
Chaux.......................	0.0739	0.0725	0.0490	0.0091
Magnésie....................	0.0135	0.0102	0.0092	0.0015
Alumine.....................	indices	indices	indices	indices
Peroxyde de fer............	0.0021	0.0018	0.0033	0.0100
Oxyde de manganèse.......	traces	traces	traces	traces
Matière organique..........	indices	indices	indices	indices
Totaux.........	6.46952	5.87654	6.6596	1.47399
	J. Lefort et Bouis (1878)		Carnot (1876)	

Les analyses des sources de la compagnie ont

été refaites cette année par MM. Jules Lefort et J. Bouis, et communiquées à l'Académie par M. Poggiale dans la séance du 28 mai. Celles de l'eau Choussy confiées à M. A. Carnot, professeur de chimie et directeur des laboratoires de l'École des mines, ont été faites le 31 juillet 1876.

Les analyses élémentaires établissent une grande ressemblance entre la composition des eaux des sources Choussy et Perrière, ces deux puits sont en effet si rapprochés l'un de l'autre que plusieurs faits sont venus prouver la communication qui a existé entre eux jusqu'à présent.

Le rendement des sources de la Bourboule avant 1867 était d'environ 35 litres par minute, le rendement actuel des seuls puits de la compagnie, d'après M. Lemarle, son ingénieur, est de 632 litres, soit 910,000 litres par 24 heures.

La Bourboule peut donc aujourd'hui, par l'abondance de ses eaux, tenir dans les stations thermales le rang élevé où la place sa richesse arsenicale.

Pour que le lecteur se rende mieux compte de cette minéralisation, nous ajoutons à l'analyse élémentaire précédente la composition hypothétique faite, il y a quelques mois, par MM. J. Lefort et Bouis.

TABLEAU :

Composition hypothétique des sources minérales de la Bourboule (Puy-de-Dôme).

DÉSIGNATION DES SOURCES.	PERRIÈRE.	SEDAIGES.	FENESTRE n° 1.	FENESTRE n° 2.
Température	A la surface de l'eau 56°,5, au fond du puits 60°,1	A la surface de l'eau 45°,5, au fond du puits 59°,4	19°,1	19°,2
	gr	gr	gr	gr
Arsenic métallique.........	0.00705	0.00689	0.00096	0.00104
Ou acide arsénique.........	0.01081	0.01054	0.00147	0.00159
Ou arséniate de soude du Codex..................	0.02847	0.02776	0.00385	0.00418
	gr	gr	gr	gr
Acide carbonique libre.....	0.0518	0.1662	0.0336	0.1654
Chlorure de sodium........	2.8406	2.6102	0.1626	0.1860
— de potassium.....	0.1623	0.1427	0.0129	0.0310
— de lithium..	indiqué	indiqué	indiqué	indiqué
— de magnésium....	0.0320	0.0243	»	»
Bicarbonate de soude..	2.8920	2.1106	0.5862	0.9357
— de chaux...........	0.1905	0.1501	0.0206	0.0234
— de magnésie.......	»	»	0.0125	0.0197
— de protoxyde de fer.	»	»	0.0125	0.0197
Sulfate de soude..........	0.2084	0.1780	0.0218	0.0374
Peroxyde de fer.	0.0021	0.0018	0.0218	0.0372
Oxyde de manganèse.......	indices	indices	indices	indices
Acide silicique.	0.1200	0.1170	0.0796	0.0794
Alumine..................	indices	indices	indices	indices
Matière organique.........	indices	indices	indices	indices
Totaux.... ...	6.4997	5.5009	0.9413	1.4826

Les analyses des sources de la Bourboule placeraient ces eaux entre les chlorurées sodiques et les alcalines mixtes, mais leur richesse arsenicale donne à leur minéralisation une telle importance, que nous croyons devoir leur donner le titre de chlorurées arsenicales, tiré des deux principes qui dominent leurs applications thérapeutiques.

EFFETS PHYSIOLOGIQUES.

Les effets physiologiques des eaux de la Bourboule étudiés avec soin et longuement décrits dans un premier mémoire du Dr Choussy, ont été le sujet de l'expérimentation de quelques autres médecins, qui ont consigné dans leurs études de cette station les expériences faites sur eux-mêmes.

Prises en boisson, le matin, les eaux de la Bourboule laissent, après leur passage, une sensation de chaleur: elles altèrent et diminuent notablement l'appétit. Ces eaux que l'on pourrait comparer pour le goût et la température à du bouillon de veau nourrissent et donnent à l'estomac une sensation de plénitude; l'intestin de son côté ralentit ses fonctions, il devient paresseux et les buveurs se plaignent d'une constipation constante. Malgré ces troubles des fonctions digestives les malades ne dépérissent pas et quelques-uns même prennent de l'embonpoint. Ils se sentent soutenus par les principes toniques des eaux et l'air vif de ces contrées élevées.

Aux symptômes de paresse des fonctions digestives que nous venons de noter, nous aurons à opposer du côté du système circulatoire une activité presque fébrile ; sous l'influence de l'excitation portée à la circulation capillaire, la peau devient sèche et brûlante, les couperoses acnéiques de la face s'empourprent ; le prurit des affections cutanées augmente ; les tissus sous-jacents deviennent rouges et gonflés ; les malades se déchirent avec leurs ongles.

Du côté des voies respiratoires nous trouvons également des symptômes d'excitation ; c'est une sécheresse de la gorge qui donne lieu à une constriction pénible des muscles du larynx ; c'est une diminution dans les sécrétions bronchiques qui occasionne une toux fatigante sans expectoration ; ce sont même des accidents fluxionnaires qui forcent quelquefois les malades à suspendre leur traitement, tels que des hémoptysies chez les tuberculeux, des épistaxis chez les anémiques, et des métrorrhagies chez les chlorotiques.

L'excitation du système nerveux se traduit par une diminution notable du sommeil, un besoin de marche et d'exercice, une augmentation de la contractilité des muscles de la vie organique et de la vie de relation, un réveil des douleurs rhumatismales.

En un mot, les eaux de la Bourboule possèdent, en commençant, une action excitante, qui réclame la plus grande surveillance, et qui est suivie, vers le milieu du traitement, de l'action altérante définitive que procure leur minéralisation.

INDICATIONS THÉRAPEUTIQUES.

Les eaux de la Bourboule présentent une minéralisation éminemment propre à combattre la scrofule dans toutes ses manifestations.

Le chlorure de sodium, cet excitant du système lymphatique, stimule les fonctions des muqueuses, modifie leurs sécrétions et s'unit aux carbonates alcalins pour devenir un fondant précieux des engorgements strumeux. C'est sans doute à l'action combinée du sel marin, qui intervient utilement toutes les fois que la nutrition et les actes plastiques languissent et de l'arsenic, ce modérateur des pertes de l'économie, ce médicament d'épargne, que les eaux de la Bourboule doivent leur puissance. Toujours est-il, que, mieux que toutes autres, elles combattent la scrofule, en arrêtent les manifestations, en réparent les ravages.

L'action de ces eaux n'a échappé à aucun des praticiens qui sont venus leur confier leurs malades, et les médecins de cette station nous fournissent chaque année, par le nombre et la variété de leurs observations, des preuves nouvelles de leur toute-puissance.

Alors que, perdues dans les montagnes, ces sources étaient à peine connues, Michel Bertrand avait su déjà en apprécier toute la valeur : « quant aux affections strumeuses, disait-il, quels qu'en soient le siége, la forme et jusqu'à un certain point l'intensité, je ne crois pas, telle est du moins ma conviction, que nulles eaux jusqu'à présent connues puissent le disputer à celles de la Bourboule. »

Le Dr Peironnel, inspecteur depuis plus de vingt ans de cette station, dans une série d'observations curieuses recueillies dans sa longue pratique, cite des adénites cervicales énormes suppurées, des altérations profondes des cartilages et des os, des tumeurs blanches anciennes, des nécroses, des caries vertébrales qui ont été amendées et même guéries par l'application externe et l'usage interne prolongé des eaux de la Bourboule.

« La scrofule, dit Bouchut, est une diathèse qui donne aux liquides comme aux solides du corps, une vitalité si faible qu'il en résulte une aptitude particulière au développement des maladies cutanées, muqueuses, séreuses, ganglionnaires et osseuses toutes spéciales. » Aussi les formes si diverses sous lesquelles se traduit cette diathèse, les affections nombreuses qui, par un côté, s'y rattachent, constituent-elles à la Bourboule une immense clientèle plus variée par la forme que par le fond. Parmi ces malades, surpris de trouver aux mêmes eaux la cure d'affections qui leur paraissent si différentes, nous trouvons :

Des sujets atteints d'adénites cervicales suppurées ou non, qui viennent, en nombre, demander à ces eaux si actives un peu plus d'activité dans la résolution si lente de leurs engorgements. L'effet du traitement thermal se fait ordinairement attendre plus longtemps que dans certaines autres manifestations de la diathèse scrofuleuse. Rarement le médecin de la station peut constater une modification appréciable dans ces masses ganglionnaires, surtout si elles ont été cimentées par le temps. Cependant il remarque déjà le ramollissement du tissu cellulaire entourant les ganglions engorgés et, s'il a occasion de revoir le malade quelques mois après, il constate que les ganglions eux-mêmes ont considérablement diminué. Le Dr Peironnel qui, plus que tout autre, a eu occasion de revoir ses malades, nous dit avoir souvent constaté un changement notable dans l'état de leurs tumeurs strumeuses qu'il retrouvait quelquefois réduites au quart de leur volume, et qu'il parvenait à effacer presque complétement par une seconde saison.

Les blépharites, les conjonctivites, les kératites scrofuleuses sont à la Bourboule comme à Saint-Nectaire soumises à l'action des douches pulvérisées ; ces applications topiques de l'eau minérale modifient assez rapidement les lésions dont le traitement général combat l'origine. Ce sont également ces douches qui, dirigées dans le conduit auditif, en réparent les altérations et tarissent l'écoulement auquel sont soumis certains scrofuleux.

Les affections articulaires, telles que les tumeurs blanches et les engorgements, suites d'entorse ou de luxation, tout en demandant une surveillance attentive, sont souvent, les unes amendées, les autres dissipées par l'action combinée des bains et des douches de la Bourboule.

Les caries, les nécroses et les trajets fistuleux auxquels elles donnent lieu proclament hautement l'effet réparateur de ces eaux. La clinique du Dr Peironnel peut à elle seule en fournir des preuves éclatantes. Elle renferme les observations les plus curieuses. Nous ne pouvons du reste résumer plus clairement l'effet du traitement tonique de la Bourboule dans les manifestations de la scrofule que ne le fait notre honoré confrère le Dr Choussy dans les lignes suivantes : « Sous l'influence des bains, les ulcérations tendent à se cicatriser, les cicatrices vicieuses à se raffermir : les enfants rachitiques voient leurs os se consolider et ceux dont une partie du corps a subi un arrêt de développement regagnent peu à peu ce qui leur manquait. Les ganglions tuméfiés entrent en résolution, les périostites et les ostéites chroniques tendent à disparaître; les séquestres se détachent, les raideurs et les déformations articulaires sont atténuées sinon guéries, etc., etc. » Ces effets remarquables contrôlés chaque année par les médecins de cette station attestent assez les propriétés antiscrofuleuses et reconstituantes des eaux de la Bourboule.

Les affections des voies respiratoires naturellement tributaires de toutes les eaux arsenicales le seront d'autant plus légitimement de celles de la Bourboule, qu'elles pourront être attribuées à la diathèse scrofuleuse. La richesse arsenicale de cette station mise en relief par les travaux et les cliniques de M. Guéneau de Mussy a fixé l'attention du public médical et lui a attiré depuis quelques années une immense clientèle; cependant l'observateur consciencieux qui laissera de côté les théories séduisantes de la chimie sera forcé de reconnaître que le traitement thermal de la Bourboule n'est vraiment efficace que dans les phlegmasies chroniques des voies respiratoires qui ont été précédées de manifestations indiquant l'état lymphatique ou scrofuleux du sujet.

Notre honoré confrère le Dr Chateau nous fournit soit dans les *Annales de la Société d'hydrologie*, soit dans son étude de la Bourboule, de nombreuses observations de bronchites chroniques à râles bullaires, de catarrhes pulmonaires, d'asthmes humides, de laryngites, de phthisies même qui grâce à leur origine ont été amendés et quelquefois guéris par ces eaux.

La bronchite chronique à forme catarrhale, bronchite à râles bullaires, dont nous avons déjà parlé à propos des indications thérapeutiques du Mont-Dore, nous paraît une des affections les plus légitimement tributaires de la Bourboule, quand elle est une manifestation avérée d'un tempérament très-lymphatique ou scrofuleux. Ces eaux excitantes, après avoir réveillé chez ces sujets mous l'acuïté de la sécrétion bronchique, la diminuent, la tarissent même en modifiant la muqueuse malade et en combattant la diathèse qui lui a imprimé ce caractère. La Phthisie même, Phthisie torpide à évolution lente, comme dit Gubler, présentant ces formations caséeuses bien circonscrites que l'on rencontre chez des sujets lymphatiques et scrofuleux, peut être parfois enrayée par le traitement de la Bourboule.

C'est au Dr Allard, notre maître, que revient l'honneur d'avoir, le premier, attiré l'attention sur la curabilité de certaines phthisies pulmonaires diathésiques par les eaux chlorurées arsenicales ; mais ce sont les leçons de M. Guéneau de Mussy à l'Hôtel-Dieu qui ont fait entrer l'arsenic dans la thérapeutique de cette redoutable affection, et ont déterminé les expérimentations de MM. Moutard-Martin, Gubler, Cazalis et autres.

Le Dr Escot, dans un de ses intéressants mémoires, a rappelé les relations intimes qui unissent la scrofule et la tuberculose. Ce point de doctrine éclairé aujourd'hui explique encore mieux que les expériences citées le succès des eaux de la Bourboule dans la phthisie. Le tubercule est souvent en effet la dernière production morbide de la scrofule, produit nouveau dû, d'après Bouchut, à la transformation des éléments fibro-plastiques qu'ont accumulés dans les tissus les phlegmasies scrofuleuses.

D'assez nombreuses observations recueillies dans le mémoire du Dr Escot ainsi que dans les études du Dr Chateau et des autres praticiens de cette station, constatent les bons effets du traitement sur l'état général, la suspension, et quelquefois même l'arrêt définitif des manifestations morbides antérieures. Mais nous sommes autorisé à avancer que c'est uniquement chez les sujets dont l'évolution tuberculeuse peut se rattacher à la diathèse scrofuleuse, car chez les autres le traitement thermal de la Bourboule excitant et congestif ne serait pas sans danger.

A côté des manifestations variées de la diathèse Scrofuleuse, viennent naturellement se placer des altérations de la diathèse Herpétique qui se rapprochent tellement des premières qu'elles s'en distinguent par leurs localisations plutôt que par leurs origines qui, pour plusieurs auteurs, restent confondues. Nous trouvons ainsi dans les affections pulmonaires, tantôt un état catarrhal des voies respiratoires alternant avec des altérations herpétiques de la peau, diminuant ou augmentant suivant l'acuïté plus ou moins grande de ces dernières, tantôt, au contraire, une certaine sécheresse de la muqueuse bronchique s'accompagnant d'une dyspnée très-pénible et ne se calmant qu'au retour de la sécrétion normale. Tel est l'asthme humide qui, d'après MM. Pidoux, Trousseau, Millard et autres, est le plus souvent lié à un vice herpétique. Ces affections doivent être considérées comme des localisations ou des manifestations différentes de la même diathèse, et se trouvent naturellement tributaires des eaux arsenicales de la Bourboule les plus propres à combattre l'herpétisme comme la scrofule.

Nous avons également les angines et les laryngites chroniques que M. Guéneau de Mussy a réunies sous le nom d'angines glanduleuses, et qui le plus souvent doivent à leur origine herpétique leur chronicité; elles trouveront dans les eaux chlorurées arsenicales de la Bourboule un modificateur aussi puissant que dans les eaux sulfureuses des Pyrénées trop exclusivement employées jusqu'à ce jour.

Cependant, nous le répétons, malgré leur minéralisation alcaline et leur richesse arsenicale, nous croyons que les eaux de la Bourboule s'adressent seulement aux affections pulmonaires de nature scrofuleuse ou herpétique pour le traitement desquelles elles sont admirablement appropriées, et que celles du Mont-Dore revendiquent à juste titre la préférence dans tous les autres cas.

Si, dans l'énumération des manifestations si variées de la scrofule, nous avons omis les affections cutanées, qui ont avec elle des liens de parenté plus ou moins directs, c'est que nous avons voulu laisser aux herpétides exfoliatrices du Dr Bazin la place qui leur revient dans ce triste cortége qui se rend chaque année à la Bourboule. Dans la classe des herpétides vulgaires, nous avons, en effet, l'Eczéma symétrique, le Pityriasis et le Psoriasis qui y sont traités avec le plus grand succès. Le Dr Vérité, élève distingué du Dr Bazin, a fait à la Société d'hydrologie plusieurs communications sur ce sujet, et nous a soumis des échantillons remarquables de desquamation obtenus par le traitement du Psoriasis super-unguéal. Toutes les affections cutanées de nature herpétique se trouvent plus ou moins amendées par l'usage interne et externe de ces eaux qui modifient à la fois la lésion et sa cause.

L'Eczéma cependant demande une grande sur-

6

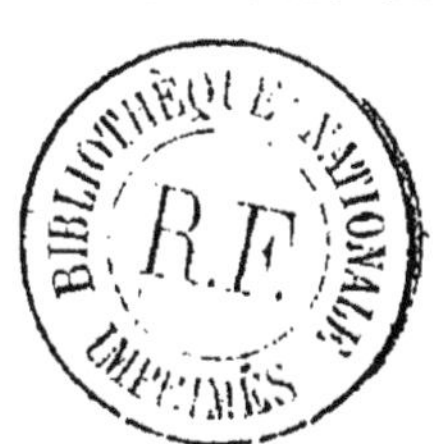

veillance, le traitement thermal le ramène souvent à une période de subacuïté qui force le malade à suspendre l'usage des bains, et le fait recourir à l'œil exercé du médecin, qui peut seul le diriger dans un traitement aussi actif.

Mais à côté de l'Eczéma, du Pityriasis, se présente ici une autre affection cutanée bien autrement réfractaire à tout traitement : c'est le Psoriasis, qui trouve également dans ces eaux un modérateur de cette exfoliation incessante. L'arsenic est certainement l'agent actif du traitement thermal des affections herpétiques. Employé la première fois par Dioscoride, plus tard, par Galien, puis par les Arabes, il a été repris au commencement du siècle par Fowler et Pearson en Angleterre, par Biett et ses élèves en France. Les recherches physiologiques modernes ont justifié l'usage empirique de cet agent puissant. C'est, en effet, un médicament d'épargne qui diminue les phénomènes d'oxydation, et s'oppose ainsi à la dénutrition des tissus. C'est à sa présence plutôt qu'à celle du chlorure de sodium, ce sel si précieux pour combattre les manifestations de la diathèse scrofuleuse, que les eaux de la Bourboule doivent leur efficacité dans le traitement des herpétides communes. Mais les liens de parenté qui rapprochent ces affections des scrofulides nous font croire que le sel marin n'est pas plus étranger que le bicarbonate de soude aux effets de la cure.

Prises en boissons à d'assez hautes doses et aidées par l'action prolongée des bains, ou l'effet excitant des douches, les eaux chloro-arsenicales de la Bourboule donnent dans le traitement du psoriasis les meilleurs résultats. Les nombreuses observations, recueillies par M. Vérité dans la clientèle du Dr Bazin, nous montrent le traitement général de cette station procurant quelquefois dans les cas les plus invétérés des améliorations inespérées. Les bains débarrassent les malades des squames qui recouvrent leurs articulations, en arrêtent la reproduction, et arrivent même à effacer lentement les taches foncées qu'elles avaient laissées à leur suite. Les Drs Peironnel, Chateau, Pradier et les autres médecins de cette station sont unanimes pour constater l'efficacité d'un traitement à l'appui duquel ils citent de nombreuses observations. Les récidives ne sont malheureusement pas rares, et il est peu de malades qui ne reviennent deux ou trois années de suite, tantôt pour s'assurer une guérison que tout leur fait espérer, tantôt pour effacer de nouveau les squames que le printemps a régénérées. Enfin les eaux de la Bourboule améliorent toujours et même guérissent quelquefois les affections cutanées les plus rebelles. Le traitement des herpétides exfoliatrices a rencontré dans cette minéralisation un agent plus puissant pour les combattre que toutes les autres substances essayées jusqu'à ce jour. L'amélioration du psoriasis herpétique suffirait à elle seule pour assurer à ces eaux une immense renommée.

Il est curieux de voir réunies en Auvergne, à

quelques kilomètres l'une de l'autre, les deux stations qui occupent le premier rang dans le traitement des affections de la peau :

La Bourboule indiquée dans toutes les manifestations cutanées de la diathèse **herpétique**, et **Royat**, dans toutes celles qui dépendent de la diathèse **arthritique**.

La température des eaux de la Bourboule les rend favorables au traitement du Rhumatisme. Quoique les espérances qu'avait données à M. Guéneau de Mussy leur richesse arsenicale pour le traitement du rhumatisme noueux ne se soient guère réalisées, elles sont cependant fort employées dans la raideur que laisse dans les articulations le passage du rhumatisme, et dans les névralgies et douleurs qui ont la même origine. L'installation nouvelle de douches puissantes favorise un traitement que la thermalité si élevée de ces sources, rendait déjà très-efficace.

Nous avons à mentionner encore l'effet remarquable de ces eaux dans les affections du jeune âge, le Lymphatisme et l'Anémie, combattus par cette minéralisation essentiellement reconstituante. Nous aurions à en discuter l'emploi dans certaines affections générales comme le Diabète, dont le traitement a fait, l'an passé, le sujet d'une intéressante communication du Dr Danjoy. Mais ces divers états morbides, tributaires de toutes les eaux qui par leur minéralisation ou leur application interne impriment à l'économie la tonicité qui lui manque, doivent s'effacer, croyons-nous, devant les effets si remarquables des sources chlorurées arsenicales de la Bourboule dans les manifestations les plus avancées de la diathèse scrofuleuse.

CONTRE-INDICATIONS.

La pléthore en général, la tendance aux congestions, aux hémorrhagies, les altérations organiques du cœur et des gros vaisseaux sont les contre-indications classiques de ces eaux stimulantes et congestives et de ces bains chauds et excitants.

Mais il en est une autre qui m'a été signalée par plusieurs des médecins les plus justement appréciés de cette station et entre autres par le Dr Vérité. C'est la tendance aux congestions, aux inflammations et aux engorgements hépatiques. Tous les malades, qui, dans ces cas, sont tributaires de Vichy devront bien se garder, pour changer, de venir prendre les eaux à la Bourboule.

ROYAT

A 9 heures de Paris, ligne du Bourbonnais, station de Clermont.

TOPOGRAPHIE.

A 2 kilomètres seulement de Clermont, à 450 mètres au-dessus du niveau de la mer, au fond d'une vallée que l'on a nommée la Tempé française, l'Établissement Thermal de Royat élève ses élégants arceaux.

Les Thermes sont situés à l'entrée de la gorge de Royat, dans un lieu nommé le Vallon de Saint-Mart, limité au sud par la coulée de lave qui forme les rochers célèbres de ce nom, et, au nord, par la montagne de Chateix que surmontait jadis le château de Waïfre, duc d'Aquitaine, qui eut l'honneur d'y être assiégé et brûlé par Pépin le Bref et Charlemagne.

« Un quart d'heure de marche, par un délicieux chemin, mène de Saint-Mart à Royat, dit Eugène Guinot, dans une de ses plus spirituelles *revues ;* resserré entre deux montagnes couvertes d'une puissante végétation, le village est groupé à l'entrée d'une gorge profonde, creusée par un courant de lave. Ses blanches maisons, ses moulins, ses chaumières échelonnées sur une pente douce, apparaissent au milieu des arbres comme un nid de verdure. Au sommet se dresse l'église, d'un aspect imposant, munie de tours et de créneaux, semblable à une forteresse. Au bas du village se trouve la célèbre grotte de Royat avec ses sources qui, jaillissant en cascades, vont se répandre dans la Tiretaine.

« Les admirateurs des beautés de l'Allemagne et de la Suisse ne trouveront dans leurs albums rien de plus pittoresque ni de plus suave que le tableau formé par ces rochers, ces bois, ces cascades, ce village qui grimpe et qui sourit à travers les arbres touffus, cette église formidable et cette grotte merveilleuse qui semble le frais et mystérieux asile d'une divinité mythologique, l'agreste boudoir d'une Naïade. »

Dominant la magnifique plaine de la Limagne et placés au pied des monts Dôme qui les abritent, les hôtels de Royat jouissent des avantages de la montagne sans en avoir les inconvénients. Ainsi, pas de variations brusques comme au Mont-Dore, mais, au contraire, une assez grande régularité atmosphérique. La chaleur n'est jamais excessive, elle est atténuée par un courant continu d'air frais et vivifiant, qui porte dans la plaine les parfums des montagnes. L'égalité et la douceur de la température permettent aux baigneurs de suivre leur traitement jusqu'à la fin de septembre. Séduits par cet air pur, par les doux ombrages de cette petite vallée, par le calme qui y entoure la vie, nous voyons bien des malades prolonger ici leur séjour et ne se séparer de ces lieux charmants qu'avec l'espérance d'y revenir.

ÉTABLISSEMENT.

L'établissement thermal de Royat, construit en 1854 sur les plans de M. Agis Ledru, profile sur le parc sa façade de 80 mètres de longueur. L'entrée de ce bâtiment formée par trois grandes ouvertures en plein cintre que supportent des colonnes ioniennes en lave de Volvic, lui donne un caractère monumental. Quatre statues placées sur leurs chapiteaux complètent cette décoration légère et gracieuse.

Un large vestibule, éclairé par des ouvertures qui élèvent au-dessus des portes leurs cintres élancés donne accès aux diverses sections du service balnéaire.

A droite et à gauche s'étendent deux galeries claires, élevées, sur lesquelles s'ouvrent 48 cabinets de bains prenant jour sur la façade à l'aide d'ouvertures qui suivent les arêtes de leur voûte; à leur extrémité se trouve le service des douches pulvérisées et celui des bains et douches d'acide carbonique.

La grande salle d'entrée, où se trouve l'administration, élevée d'une marche au-dessus du sol des galeries, en rend facile la surveillance. C'est là qu'aboutissent les différents services de l'établissement.

Des deux côtés du bureau se trouvent les salles d'aspiration, et tandis qu'à gauche un escalier conduit les malades à l'hydrothérapie, un pareil à droite les conduit aux services des grandes douches et des piscines.

Le service balnéaire de Royat est des plus complets : si de grandes douches chaudes ne se trouvent pas dans les cabinets de bains comme au Mont-Dore, à Saint-Nectaire ou à la Bourboule, c'est qu'à Royat nous avons rarement l'occasion de faire appel aux hautes températures ; des douches locales alimentées par le griffon de la grande source fournissent un courant suffisant pour nos malades. L'acide carbonique entraîné par cette eau lui donne une activité qui remplace avantageusement l'excitation du calorique.

Un service spécial de grandes douches chaudes est du reste installé dans une galerie inférieure. Une pression plus forte, une température plus élevée répondent là aux indications que fournissent certaines affections et certains sujets.

Les salles d'aspiration de Royat s'efforcent comme les bains d'éviter la congestion produite par les températures élevées. L'observation nous a souvent démontré que les salles d'inhalation les moins chaudes étaient les plus efficaces ; aussi, grâce à des cheminées d'appel qui portent à la voûte la vapeur sortant du générateur et à un courant d'air établi autour de ce tube et lui servant de manchon réfrigérant, nous arrivons à maintenir dans nos salles une température n'excédant pas 26 à 27°.

Après chaque séance d'inhalation le service est transporté dans une autre salle. La première est ouverte, ventilée, assainie, et c'est une heure après, quand à l'aide d'arrosage elle se trouve parfaitement rafraîchie, qu'elle reçoit de nouveaux malades. — Aussi ne voyons-nous jamais aucun accident congestif ou hémorrhagique survenir, même chez les sujets qui y sont le plus prédisposés.

La piscine de Royat mérite également d'être mentionnée. Elle présente une magnifique nappe d'eau qui, à l'aide d'une inclinaison régulière du sol, permet à la jeunesse de tout âge d'y venir s'ébattre, jouer, nager à loisir. La température de cette grande piscine, par suite d'une alimentation moins vive que celle des baignoires, ne dépasse pas 31 à 32°, mais l'exercice rend ce bain fort agréable, et ne fait jamais désirer au nageur une eau plus chaude.

Une nouvelle galerie de bains a été ouverte, l'an passé, le long du bâtiment qui abrite la piscine. Établis avec plus de luxe que les anciens, ces nouveaux cabinets sont tous précédés d'un vestiaire et leurs baignoires en fonte émaillée reçoivent l'eau minérale par le fond. Ce mode d'alimentation et la puissance que donne aux douches locales une plus forte pression les font rechercher dans plusieurs cas.

L'hydrothérapie est l'adjuvant le plus naturel

des eaux de Royat dans le traitement des affections chloro-anémiques, aussi un grand nombre de malades ont-ils, chaque saison, recours aux douches froides. Leur installation provisoire établie, il y a vingt ans, par M. Allard, est toujours la même ; si elle est encore suffisante au point de vue pratique, elle se trouve maintenant si peu en harmonie avec les autres services de Royat, qu'on va la remplacer, cette année, par un autre établissement où les appareils hydrothérapiques les plus nouveaux seront installés avec tout le confort moderne. En répondant ainsi aux vœux du public, l'administration justifiera enfin ses préférences.

CLASSIFICATION.

Les eaux de Royat appartiennent à la classe des eaux chloro-alcalines mixtes que la présence du chlorure de sodium et d'autres sels différencie des eaux alcalines franches comme celles de Vals et de Vichy.

La soude, la potasse, la chaux, la lithine, sont ici les représentants de la médication alcaline. Le chlorure de sodium, les carbonates de chaux et de fer, viennent ensuite modérer par leur tonicité l'action dépressive des premiers. Enfin l'acide carbonique joint ses effets stimulants aux effets toniques de cette minéralisation et donne aux bains de Royat cette vie qui les rend si actifs.

Voici, du reste, les analyses des quatre sources de Royat faites, les unes par Jules Lefort en 1857, et les autres par M. Truchot en 1876.

Analyse des quatre sources.

	TEMPÉRATURE AU GRIFFON.	M. LEFORT (1857)		M. TRUCHOT (1876)	
		GRANDE SOURCE 35.50 cent.	CÉSAR 29 cent.	SAINT-MART. 30 cent.	SAINT-VICTOR. 20 cent.
PRINCIPES ALTÉRANTS (Alcalins)	Bicarbonate de soude.....	1.349	0.302	0.887	0.982
	— de potasse....	0.436	0.286	0.187	0.230
	— de chaux.....	1.000	0.686	0.953	1.021
	— de magnésie. .	0.677	0.397	0.611	0.646
	Chlorure de lithium.....	[1]**0.035**	**0.009**	**0.0[illegible]5**	**0.035**
PRINCIPES TONIQUES	Chlorure de sodium........	1.728	0.766	1.682	1.649
	Bicarbonate de chaux déjà cité....................	»	»	»	»
	Bicarbonate de fer.........	0.040	0.025	0.043	0.056
	— de manganèse.	traces	traces	traces	traces
	Arséniate de soude.	[2] traces	0.000	traces	traces
SELS DIVERS	Sulfate de soude...........	0.185	0.115	0.163	0.165
	Phosphate de soude........	0.018	0.014	0.607	traces
	Iodure et bromure de sodium..................	indices	traces	indices	traces
	Silice....	0.156	0.167	0 102	0.095
	Alumine..................	traces	traces	traces	traces
	Matières organiques........	indices	indices	indices	indices
	Total des matières fixes, les sels étant à l'état de bicarbonates.............	**5.588**	**2.848**	**4.557**	**4.872**
GAZ	Gaz acide carbonique libre.	0.748	1.229	1.70[illegible]	1.492
	Gaz azote................	0.052	0.038	0.042	0.042
	Gaz oxygène..............	0.011	0.009	0.0[illegible]8	0.008

1. Analyse de M. Truchot. — Nous aurions dû prendre sur le chlorure de sodium les 35 milligr. de lithium nous avons préféré négliger cette rectification que de changer les chiffres donnés par M. Lefort, dans les analyses de la Grande Source et de César.

2. Mil. 0.35, d'après l'analyse de M. Thénard.

Les eaux minérales de Royat appartiennent à cette classe privilégiée que notre savant professeur de thérapeutique, M. Gubler, appelle *lymphe minérale*, parce qu'elles renferment presque tous les principes qui entrent dans la composition du sérum sanguin.

L'union des bicarbonates de soude et de chaux avec le chlorure de sodium, la présence du phosphate et du sulfate de soude, le bicarbonate de fer en quantité notable, forment la combinaison la plus heureuse. C'est un composé chimique dont chacun des éléments trouve sa place dans l'économie. Deux litres d'eau de Royat représentent environ un litre de sérum.

Royat, nous devons le dire, n'est pas la seule station d'Auvergne qui jouisse de ce privilége, et si sa composition se rapproche plus que toute autre du sérum, Châteauneuf, Saint-Nectaire, Châtelguyon, la Bourboule, Vic-sur-Cère et quelques autres privilégiées font valoir, à ce sujet, leurs liens de parenté et leur ressemblance de minéralisation.

SOURCES DE ROYAT

Quatre sources variées de température et de composition apportent leur concours au traitement thermal de Royat, ce sont les sources Eugénie, Saint-Mart, César et Saint-Victor.

SOURCE EUGÉNIE.

La grande source Eugénie est une des plus belles

du monde! Un jet énorme s'élance du sol en bouillonnant et y déverse 1000 litres par minute. Limpide, gazeuse, inodore, cette eau est, grâce à sa température, la mieux supportée par quelques estomacs malades. Son abondance, sa richesse minérale et surtout sa température la rendent incomparable pour l'usage balnéaire. Non-seulement elle alimente, à elle seule, 85 baignoires, mais encore elle permet d'entretenir dans chacune d'elles un courant continu d'eau minérale qui y maintient une température toujours égale (34° centigrades).

C'est à cette source précieuse que les bains de Royat doivent en grande partie leur renommée. C'est elle encore qui fournit les vapeurs des salles d'aspiration et de pulvérisation. En boisson et en gargarisme elle est prescrite aux malades atteints d'affections des voies respiratoires, en bains et en douches à ceux qui présentent des manifestations rhumatismales ou goutteuses.

SOURCE SAINT-MART.

La source Saint-Mart, dont les auteurs anciens ont tant parlé, se perdait, improductive, dans un ruisseau, depuis plus de quarante ans, quand enfin elle a été captée avec soin, l'an passé. Son analyse refaite par M. Truchot fait ressortir toute la valeur de cette nouvelle acquisition.

Sa minéralisation se rapproche beaucoup de la précédente, et sa température (30° centigr.), intermédiaire entre la source Eugénie et celle de César, la rend précieuse pour les bains tempérés. C'est par un bouillonnement intermittent que toutes les trois ou quatre minutes elle s'élance avec bruit de la vasque qui la renferme. Claire, limpide, elle pétille dans le verre comme du champagne, les malades la boivent avec plaisir, car elle dissimule mieux que la précédente sa richesse métallique et ses bases puissantes.

La source de Saint-Mart est surtout prescrite dans les gastralgies douloureuses des femmes et dans les dyspepsies de forme et de nature variées. Elle est bue de préférence par beaucoup de malades atteints de manifestations arthritiques qui la trouvent moins chaude et plus agréable que celle de la Grande Source. Grâce à sa température et à sa richesse en acide carbonique, ses sels se maintiennent en parfaite solubilité. Cette eau s'exporte facilement et permet ainsi aux malades de continuer chez eux le traitement commencé à la source.

SOURCE DE CÉSAR.

César est la mieux connue à l'étranger, la plus répandue des eaux de Royat. Constituée par les mêmes principes minéralisateurs, mais à doses un peu plus faibles, cette eau, très-gazeuse, est ordinairement réservée pour la table; la plupart des baigneurs en font usage pendant toute la durée de leur séjour; elle a des propriétés excitantes sur l'estomac, elle ouvre l'appétit et favorise la digestion. On la boit avec plaisir et beaucoup de malades en continuent l'usage après la saison. L'analyse, en montrant l'analogie des eaux de Royat avec le sérum sanguin, explique les vertus assimilatrices reconstituantes plutôt qu'altérantes de César, et justifie sa présence à table aux heures des repas, pendant lesquels tout traitement est ordinairement suspendu.

A propos de l'application balnéaire, nous aurons à parler des services importants que nous rend cette source dans le traitement des affections chloro-anémiques et nerveuses.

SOURCE SAINT-VICTOR.

Cette source froide (20° centigr.) renferme, dans des proportions supérieures à toutes les autres, des carbonates de chaux et de potasse. De toutes également elle est la plus ferrugineuse, présentant près de 6 centigrammes de carbonate ferreux par litre. Aussi les constructions romaines qui l'entourent nous font-elles pressentir de quelle importance elle jouissait alors dans les thermes de Royat. Elle est précieuse pour le traitement des sujets mous, lymphatiques et des jeunes filles chlorotiques; tout le monde sait en effet quel rôle important joue, dans le traitement de ces jeunes malades, le fer uni à la chaux. Nous ne doutons donc pas qu'un avénir brillant ne s'ouvre devant cette nouvelle source dont la basse température favorise la conservation.

BAINS DE ROYAT A EAU VIVE.

Les bains de Royat sont uniques en France : la température de la source, 35° centigrades, et son abondance, 1000 litres à la minute, permettent de les donner tous à eau vive. On ne saurait trop appuyer sur les avantages que présente ce mode balnéaire. D'une part, température constante du bain, quelle qu'en soit la durée ; de l'autre, renouvellement incessant, dans la baignoire, de tous les principes minéralisateurs de l'eau. Or, les eaux alcalines mixtes présentent toujours, à côté des sels de soude et de potasse, des carbonates de chaux, de magnésie et de fer, qui ne sont solubles que dans un excès d'acide carbonique ; après quelques instants d'exposition à l'air libre, le dégagement des gaz laisse précipiter tous ces sels, qui sont dès lors sans action.

A Royat, au contraire, le malade ne perd pas un seul des principes actifs de la source ; chaleur, gaz et sels, tels que la nature les fournit, se trouvent, à chaque instant, renouvelés dans sa baignoire ; aucun des éléments constatés par l'analyse ne manque à l'appel.

C'est une *supériorité balnéaire* incontestable, non-seulement sur toutes ses similaires d'Auvergne, mais encore sur *Ems*, sa rivale d'Allemagne.

Il est très-rare de trouver réunies ces deux conditions de température et d'abondance. La Grande Source de Royat, qui débite actuellement 1000 litres, pourrait, d'après les ingénieurs, en fournir plus de 2,000, ces flots d'eau minérale seraient employés non-seulement à créer de nouvelles baignoires, mais encore à augmenter le courant d'eau minérale qui revient à chacune d'elles.

A côté de ce bain de Royat, si riche et si généreux, s'en place un plus modeste, mais non moins précieux, que l'on appelle bain de César.

A température beaucoup plus basse, 28°, il dissimule si bien son infériorité thermale, grâce à sa richesse en acide carbonique, que c'est à peine si la sensation de froid dépasse quelques minutes. Comme celui du grand établissement, il est donné à eau courante; pendant toute la durée de l'immersion, l'eau s'échappe du fond de la baignoire et entraîne avec elle une telle abondance de gaz, qu'en un instant, le corps se trouve couvert d'un véritable peignoir de perles, autant de bulles d'acide carbonique qui, s'attachant aux villosités du corps, forment des milliers de petites ventouses qui excitent la sensibilité cutanée, activent la circulation périphérique, congestionnent la peau et débarrassent les poumons, l'utérus ou le cœur, du sang qui en entrave les fonctions.

L'immersion ne dépasse guère 15 à 20 minutes, mais ce temps suffit pour produire les plus heureux effets. Les femmes, les enfants, tous sujets chlorotiques, anémiques ou nerveux, sortent, de là, modifiés. L'action anesthésique de l'acide carbonique a effacé les douleurs, son action stimulante sur la peau a débarrassé les viscères congestionnés. Les malades sortent légers, pleins d'entrain et de gaieté, et ne se font plus prier pour aller chercher dans les promenades, et même les excursions, les distractions que leur refusaient leurs forces. Le bénéfice obtenu ne dépasse pas d'abord une demi-journée, mais au bout de cinq ou six bains, les malaises, les oppressions ne reviennent plus; le remède se renouvelle avant le retour du mal, et vingt-cinq bains, environ, procurent des modifications assez notables de la circulation et de l'innervation pour affranchir, définitivement quelquefois, le malade de ses souffrances.

Ce bain hydrothérapique est surtout d'une application heureuse dans les affections de l'utérus. Que cet organe soit douloureux, qu'il soit même encore altéré, grâce à l'acide carbonique, cet anesthésique et ce modificateur puissant des plaies, les symptômes inflammatoires ont bientôt diminué. Les ulcérations qui avaient résisté à des caustiques, se ferment surtout, quand la puissante révulsion qu'opère l'acide carbonique sur la peau a détruit la congestion passive de l'utérus et de ses annexes.

C'est donc, principalement, comme sédatif que nous recommandons le bain de César, dont la faible thermalité et l'action révulsive constituent une des ressources les plus précieuses de Royat.

INDICATIONS THÉRAPEUTIQUES.

La minéralisation si complexe des eaux de Royat d'une part, l'effet physiologique de ses bains à eau vive d'une autre, donnent lieu à des indications thérapeutiques trop nombreuses pour que tous nos efforts ne tendent pas à les restreindre plutôt qu'à les étendre.

La composition alcaline mixte de ces eaux les a fait essayer, dès le principe, contre le rhumatisme nerveux, elles réussissent surtout dans ces localisations viscérales pour lesquelles on ne peut faire appel aux ressources que fournit la thermalité.

Si l'emploi des bains et des douches à haute température est en effet précieux dans les affections rhumatismales des muscles et des articulations, il n'est pas sans présenter des dangers, quand il s'agit d'atteindre des viscères profondément situés. C'est l'opinion du savant inspecteur d'Aix, le Dr Vidal, qui, dans une visite qu'il fit à Royat, nous disait : « Bien précieuse est la « source dont les éléments chimiques sont assez « puissants pour combattre le rhumatisme sans « l'intervention du calorique, cet agent quelquefois « infidèle et toujours si difficile à manier. »

Sans calorique, sans douches, sans étuves, nos eaux, par leur simple minéralisation, nos bains à la température normale du corps, mais alimentés à eau courante, ont modifié souvent les altérations viscérales les plus difficiles à atteindre. La facilité avec laquelle nous avions raison de certaines manifestations arthritiques, qui n'avaient été qu'aggravées par des eaux plus puissantes, nous faisait depuis longtemps chercher la cause de cette spécificité d'action quand la découverte de la Lithine par

M. Truchot est venue aider la théorie à justifier les succès constants de la pratique.

Les expériences remarquables faites en Angleterre par Andrée Ure et Garrod, renouvelées en France par Charcot, Moutard-Martin et d'autres praticiens n'ont fait que confirmer les propriétés qu'a la Lithine de combattre, mieux que tout autre alcalin, les désordres que jette dans l'économie du goutteux l'excès d'acide urique, et de dissoudre les produits tophacés qu'il dépose autour de ses articulations.

Nous sommes cependant loin de croire que c'est à lui seul que revient le succès de nos eaux; nous pensons bien plutôt que nos bains chargés d'acide carbonique, en stimulant les fonctions de la peau, nos eaux alcalines mixtes en participant aux propriétés des eaux bicarbonatées sodiques, sans en avoir l'effet dépressif, modifient l'état général du goutteux et portent dans toutes ses fonctions organiques une heureuse réforme. La Lithine peut imprimer aux éléments alcalins de nos eaux une action plus directe contre la goutte, mais, pour être plus en évidence, son rôle thérapeutique a néanmoins toujours besoin d'être soutenu par les effets physiologiques du traitement balnéaire.

Quoi qu'il en soit, la découverte de M. Truchot a été précieuse pour les eaux de Royat, depuis trois ans elle a dirigé vers elles quantité de goutteux qui sont venus, comme nos arthritiques, nous payer leur tribut de reconnaissance. — Les observations de plusieurs de nos honorés confrères, entre autres celle de notre jeune collègue, le Dr Petit, qui s'est, un des premiers, occupé de cette question, sont venues appuyer les prévisions que nous émettions il y a trois ans, en adressant à l'Académie notre mémoire sur la découverte de la Lithine dans les eaux d'Auvergne (1). Médecins et malades peuvent maintenant offrir aux plus incrédules des preuves évidentes de l'efficacité des eaux de Royat, non-seulement dans toutes les affections arthritiques, mais encore dans plusieurs manifestations goutteuses.

Les sujets qui se trouveront mieux du traitement de Royat ne seront pas ceux chez lesquels la goutte sera dans une période d'accroissement et de force qui constitue l'arthritisme *sténique* de Brown, mais ceux chez lesquels elle entrera dans cette période de décroissance, de dégénération qu'il appelle goutte *asténique*. Dans le premier cas les eaux alcalines fortes, comme Vichy ou Vals, administrées avec beaucoup de prudence, peuvent porter dans l'organisme des modifications heureuses, dans le second les eaux alcalines mixtes lithinées comme celles de Royat sont de beaucoup supérieures aux premières.

Aussi les malades qui profitent le mieux du traitement sont ceux chez lesquels la diathèse goutteuse, en altérant les fonctions digestives, a déjà imprimé à l'économie cette atonie cachectique

(1) De la découverte de la lithine dans les eaux minérales d'Auvergne, 1875.

qui se montre si souvent rebelle aux efforts de la thérapeutique la plus rationnelle.

Mais de toutes les manifestations arthritiques, les plus fréquentes, les mieux appropriées à la minéralisation de Royat, sont sans contredit les affections génériques de la peau appelées par Bazin, d'après leur origine, Arthritides.

Longtemps avant que ce maître eût professé ses doctrines, les alcalins étaient déjà entrés dans la thérapeutique des affections cutanées. MM. Cazenave, Gibert, Devergie les avaient employés avec succès dans leurs services de Saint-Louis. Mais c'est au rénovateur de l'arthritis que revient l'honneur d'en avoir précisé les indications. Sa classification diathésique a fait cesser les hésitations dont était entourée cette thérapeutique.

Les **Arthritides** de Bazin sont divisées en trois classes; ce sont des manifestations cutanées diverses qui répondent, pour ainsi dire, à la jeunesse, à l'âge mûr et à la vieillesse de la diathèse arthritique.

La première classe est composée d'affections passagères, à caractère subaigu, qui ont rarement besoin, pour disparaître, d'un traitement thermal. Dans cette classe, l'urticaire et l'herpès circiné nous fournissent seuls quelques observations.

La seconde, qui comprend les arthritides communes ou intermédiaires, présente dans ses caractères les plus tranchés les altérations cutanées de la diathèse arthritique.

La troisième classe se compose des arthritides tardives appelées malignes, à cause de leur durée et de la résistance qu'elles opposent à tout traitement local.

Ces deux dernières classes nous fournissent chaque année un très-grand nombre de sujets. De toutes les affections cutanées de nature arthritique, la plus commune à Royat est sans contredit l'Eczéma :

Eczéma sec circonscrit de la deuxième classe ; eczéma nummulaire et suintant de la troisième, siégeant aux mains, aux pieds, aux parties génitales et aux régions pileuses. Éruptions ordinairement asymétriques, à formes arrondies, dont la coloration rouge vineux offre des contours bien limités, à siége fixe, à progression lente, donnant lieu à de la cuisson plutôt qu'à du prurit.

A côté des affections vésiculeuses comme l'Eczéma et l'Herpès successif, viennent les affections pustuleuses comme l'Acné et le Sycosis, des affections squameuses comme le Pityriasis et le Psoriasis, et enfin des affections simplement érythémateuses comme la Couperose et l'Acné rosacée. « Toutes ces altérations cutanées, dit M. Bazin, variétés éruptives de la diathèse arthritique, souvent très-tenaces, récidivent avec une grande facilité, résistent à l'arsenic et ne cèdent qu'au traitement alcalin. » Plusieurs se trouvent considérablement amendées dès la première cure de Royat, et quelques-unes se guérissent même radicalement quand les sujets ont eu la constance de revenir, plusieurs années se soumettre à cette minéralisation.

Il y a déjà vingt ans que M. Bazin applique aux arthritides le traitement alcalin de Royat. Le docteur Allard, inspecteur alors de cette station, en recevant ses premiers malades, a eu à enregistrer ses premiers succès. C'est aux écrits et aux efforts de ce maître regretté, si vite enlevé à la science et à ses amis, que Royat doit son avenir. Les observations qu'il m'a laissées, comme celles qu'ont pu recueillir dans leur grande clientèle, mes confrères et amis les Drs Basset et Laugaudin, sont venues justifier la confiance que l'illustre médecin de Saint-Louis avait eue, dès le principe, dans cette précieuse minéralisation.

Par sa richesse martiale, mais surtout par ses bains à courant continu, Royat s'adresse à toutes les manifestations morbides qui tiennent à un appauvrissement globulaire du sang. La chlorose et l'anémie trouvent ici tous les éléments les plus propres à les combattre :

Dans les eaux elles rencontrent des principes alcalins et chlorurés qui ont pour premier effet d'ouvrir l'appétit, d'aider la digestion, de favoriser la nutrition, des sels ferrugineux essentiellement assimilables qui communiquent au sang les qualités plastiques qui lui manquent et augmentent sa richesse, en fournissant, comme dit Gubler, aux hématies l'élément indispensable à leur formation. Plongés dans les bains à eau vive de Royat, les sujets chlorotiques ou anémiques trouvent dans ce gaz acide carbonique qui les entoure un congestif puissant du réseau capillaire de la peau qui amène une répartition plus égale du liquide sanguin enrichi ; un sédatif prompt de tous les troubles nerveux; un excitant énergique de l'activité musculaire et des fonctions organiques.

Chez ces malades les fonctions digestives si souvent altérées sont les premières à subir l'heureuse influence du traitement. Les eaux de Royat appartiennent en effet par leur composition à cette catégorie d'eaux martiales complexes éminemment reconstituantes, chargées à la fois de fer carbonaté, de carbonate de chaux, de bicarbonate de soude et de chlorure de sodium qui se rapprochent de la composition du sérum sanguin. C'est à cette heureuse minéralisation qu'elles doivent leur puissance d'action contre l'anémie et la chlorose et leur efficacité dans l'état atonique des voies digestives.

La plupart des troubles fonctionnels et nerveux de l'estomac se trouvent naturellement tributaires de ces eaux éminemment digestives et toniques ; aussi les gastralgies, les dyspepsies douloureuses, les dyspepsies acides, se rencontrent-elles fréquemment à Royat où elles sont promptement modifiées par les principes alcalins gazeux de ses sources.

Mais c'est surtout dans les dyspepsies atoniques où par suite de la paresse de l'estomac le bol alimentaire forme un poids qui, après chaque repas, anéantit les forces du malade et donne lieu à ces amas de gaz qui constituent la dyspepsie flatulente, que le traitement de Royat est supérieur à celui des eaux alcalines franches. La tonicité imprimée à l'économie par ces bains stimulants, par cette minéralisation chlorurée alcaline se reflète bientôt sur toutes les fonctions physiologiques. Le sujet atteint de dyspepsie atonique voit diminuer chaque jour la lenteur de ses digestions, et se dissiper le malaise qui les accompagne ordinairement.

La dyspepsie boulimique, la dyspepsie pituiteuse avec régurgitation involontaire, le *vertigo à stomaco læso* avec ses symptômes alarmants sont autant de névroses des fonctions digestives. Ces troubles fonctionnels si fréquents chez les sujets anémiés et nerveux trouvent toujours dans la tonicité qu'imprime aux tissus organiques le traitement thermal un sédatif plus prompt et plus sûr que tous les antispasmodiques appelés à les combattre.

Les dyspeptiques ressentent vite en général l'influence des eaux de Royat, en quelques jours les douleurs s'apaisent, l'appétit se réveille. L'acide carbonique agit à la fois comme anesthésique sur la sensibilité exagérée de la muqueuse et comme stimulant sur les fonctions digestives. Il est aidé dans ces effets par des principes alcalins (*potasse, soude, lithine*), qui, pris à doses modérées, comme l'a démontré Claude Bernard, augmentent la sécrétion du suc gastrique et en doublent la puissance dissolvante.

Sous l'influence de cette excitation, le fer, la chaux et les autres principes toniques de notre minéralisation sont entraînés dans la circulation sans réveiller du côté de l'estomac l'intolérance qui en avait précédemment fait suspendre l'emploi; enfin le chlorure de sodium, cette base de tous les liquides de l'économie, vient par sa présence compléter cette lymphe minérale si précieuse pour régénérer les organes débilités par une nutrition insuffisante.

Le premier effet des eaux de Royat est donc d'exciter l'appétit et de faciliter la digestion ; mais cette amélioration assez vite obtenue, à l'aide du traitement nouveau, ne se maintiendrait pas, si d'autres agents ne venaient lui prêter leur puissant concours ; nous voulons parler des bains à eau vive qui régularisent les fonctions de la peau ; des promenades sur les montagnes, de la vie et de l'exercice au grand air, qui activent l'hématose, favorisent les combustions, et réveillent l'appétit et les forces chez les sujets qui en sont depuis longtemps privés.

L'analogie de composition a depuis longtemps fait comparer les eaux de ROYAT à celles d'EMS. MM. Rotureau, Durand-Fardel, le Bret, Barault, Gubler, ont signalé dans leurs écrits les rapports nombreux qui les unissent. Mais jamais ce parallèle n'a été le sujet d'une plus intéressante communication que celle qu'a faite, cette année, à la Société d'hydrologie le Dr Labat. Dans un travail consciencieux ce savant hydrologue, qui a consacré plusieurs années à étudier les eaux de l'Allemagne, a retracé de main de maître les analogies nombreuses que présentent ces deux stations, tant au point de vue de leur minéralisation que de leurs applications thérapeutiques.

Nous regrettons que le cadre de cette brochure ne nous permette pas de citer quelques-uns des passages intéressants de cette étude comparative ; mais il ressort de sa lecture que Royat justifie de plus en plus chaque jour le titre D'EMS FRANÇAIS, que, douze ans avant la guerre, lui avait donné, dans son grand *Traité des eaux minérales d'Europe*, notre savant maître le Dr Rotureau.

Les différents auteurs qui ont écrit sur les eaux minérales d'Ems signalent tous comme applications thérapeutiques spéciales les suivantes :

Affections des voies respiratoires : laryngites chroniques, bronchites catarrhales, phthisie pulmonaire;

Affections utérines, métrite chronique, catarrhe utérin, troubles de la menstruation ;

Affections nerveuses : palpitations, spasmes, hystérie, etc.

Ces diverses affections sont certainement celles qui attirent chaque année à Royat un plus grand nombre de baigneurs. Les effets remarquables du traitement thermal d'Auvergne justifient pour nous mieux encore que ne peut le faire l'analyse, l'analogie qui unit la source française à sa sœur d'Allemagne.

Les affections des voies respiratoires ont été en effet les premières à révéler la valeur thérapeutique des eaux de Royat. Alors qu'une simple buvette indiquait le voisinage de cette puissante source Eugénie, qui, à elle seule, maintenant, alimente à eau vive 85 baignoires, les habitants de Clermont et les villageois des environs venaient déjà, chaque matin, traiter avec quelques verres d'eau leurs rhumes et leurs catarrhes.

C'est surtout comme modificateurs des affections pulmonaires chez les sujets lymphatiques et chloro-anémiques que le professeur Gubler place au premier rang les thermes de Royat. « L'Eau de Royat, « dit-il, analogue à celle d'Ems, sera employée avec « succès dans les affections des voies respiratoires, « dans les altérations pulmonaires et surtout dans « ces états diathésiques qui président à la forma-« tion des tubercules. »

« Dans les affections des organes de la respiration, dit Rotureau, comme le catarrhe pulmonaire chronique, l'asthme ne reconnaissant pas pour cause une lésion organique, la pneumonie, la bronchite, la laryngite et la pharyngite chroniques et même subaiguës, l'action curative des eaux de Royat, administrées à l'intérieur, se rapproche de celle des eaux d'Ems. A cet égard, je mettrais en première ligne la station française, dont l'eau en boisson a tout autant d'efficacité que ces dernières dans les états pathologiques sus-indiqués, et qui possède, en plus, des salles d'aspiration, qui font surtout alors la partie la plus active et la base d'un traitement inconnu à l'établissement de l'ancien duché de Nassau. »

L'aspiration constitue, dans ces cas, la partie

importante du traitement. Les séances d'inhalation procurent aux malades un si prompt soulagement, un si grand bien-être, qu'ils sont toujours portés à en augmenter la durée.

La salle d'aspiration n'est pas en effet un *sudatorium*, comme le pensent quelques médecins, la température de celle de Royat n'atteint jamais celle du corps et oscille entre 22 et 27 degrés. Les malades qui ne trouvent pas cette chaleur suffisante peuvent, en montant sur des gradins disposés au fond de la salle, chercher la température qui leur convient le mieux.

D'après les expériences faites par Jules Lefort, au Mont-Dore, si nous considérons chaque atome de cette vapeur comme une eau minérale complète, on se rendra compte de la rapidité de son action, surtout si on mesure le vaste champ d'absorption que lui offre la muqueuse pulmonaire. Mais cette minéralisation est puissamment aidée dans ses effets par d'autres agents dont personne n'osera contester l'heureuse influence.

L'acide carbonique, toxique à haute dose, est un sédatif précieux de l'excitation pulmonaire quand il se trouve mélangé à l'air dans une faible proportion. C'est le cas de nos salles d'aspiration d'Auvergne. L'atmosphère qui entoure chaque malade, composée de vapeurs mélangées d'acide carbonique, a perdu une grande partie de son oxygène, et c'est précisément à la diminution de cet excitant trop énergique des bronches malades que les baigneurs doivent le calme qu'ils y trouvent.

La vapeur d'eau elle-même est loin d'être là inutile ou indifférente. Ses propriétés émollientes corrigent ce que les gaz et les sels auraient de trop actif pour les bronches, et sa douce chaleur, en les pénétrant, établit entre eux une parfaite harmonie.

Ainsi donc :

Diminution du principe excitant, l'oxygène ; intervention d'un milieu émollient, la vapeur d'eau ; d'un agent sédatif et même anesthésique, l'acide carbonique ; tout concourt dans ces salles à aider l'effet topique des vapeurs minérales ; tout se réunit pour porter dans les voies respiratoires un état de calme et de détente. Véritable repos relatif si doux, si utile pour des organes qui, malades ou non, ne peuvent jamais en prendre.

Les salles d'aspiration constituent donc pour nous un mode de traitement d'une efficacité incontestable. Tous les malades qui les fréquentent ne s'en vont pas guéris, c'est vrai, mais il n'en est pas un qui n'en retire un prompt soulagement, qui n'y revienne l'année suivante avec une confiance nouvelle.

Les affections du larynx chez les sujets sanguins, nerveux, excitables, trouvent difficilement ailleurs qu'en Auvergne un traitement thermal efficace. Les eaux alcalines mixtes les décongestionnent, les soulagent, les guérissent même, sans jamais les irriter.

Celles que nous rencontrons le plus fréquemment sont l'angine catarrhale diffuse chronique si bien décrite par notre très-honoré maître, le professeur Lasègue ; les laryngites chroniques simples ou catarrhales avec hypérémie ou hypertrophie de la muqueuse, avec altération ordinaire de la voix, gêne de la gorge, donnant lieu habituellement à une petite toux expulsive au *hem* des Anglais; enfin l'angine granuleuse de Chomel, ou glanduleuse de Guéneau de Mussy; malgré sa chronicité, quand cette affection est encore récente, elle se trouve souvent améliorée par un traitement qui ne s'applique pas seulement à modifier la muqueuse, mais qui tend à combattre la diathèse qui rappelle si souvent cette affection chez les sujets qui s'en croient débarrassés.

Les affections nerveuses ont avec les affections chloro-anémiques trop de liens de parenté pour que leur traitement par les eaux toniques de Royat ne semble pas aussi rationnel que par quelques bains qui ne doivent qu'à leur longue durée leurs propriétés sédatives.

Nous voyons chaque année augmenter à Royat le nombre de ces malades : hypocondriaques dont les préoccupations incessantes troublent l'existence ou entravent les fonctions digestives ; anémiques chez lesquels quelques palpitations nerveuses du cœur accompagnées d'un peu de souffle à la base, donnent lieu aux craintes les plus vives et font trop souvent recourir à la digitale; hystériques avec leur cortége de symptômes bizarres; enfin tous les malheureux qui présentent quelques-uns de ces troubles divers qu'entraîne le manque d'équilibre entre le système nerveux et le système sanguin. Tous ces sujets plus ou moins anémiés trouvent dans les bains toniques de Royat un effet sédatif remarquable qui en quelques jours leur rend le calme et le sommeil.

L'insomnie peut être en effet rangée parmi les troubles nerveux qui trouvent à Royat la sédation la plus prompte. Que la privation de sommeil soit la conséquence de chagrins profonds, ou d'un travail de cabinet trop soutenu, qu'elle ait été amenée par un état congestif du cerveau, par une préoccupation constante, ou par d'autres causes, elle ne tarde pas à céder au traitement balnéaire et aux conditions nouvelles dans lesquelles se trouve le sujet.

Nous voyons chaque saison quelques-uns de ces malheureux privés de sommeil depuis plusieurs mois, ayant essayé, sans succès, les hypnotiques les plus puissants : opium, bromure de potassium, retrouver ici le calme du jour et le repos de la nuit. Nos bains sédatifs et toniques sont aidés dans leurs effets par cet air vif et pur de nos montagnes qui décongestionnent le cerveau et calment le système nerveux en activant le jeu des muscles et des poumons.

Les affections nerveuses trouvent dans ce bain tiède, à température constante, un agent sédatif précieux. Les bains longs de Royat sont calmants sans être jamais débilitants, car le courant qui maintient leur température renouvelle sans cesse leur minéralisation. L'acide carbonique qui anime cette eau est à la fois un sédatif de l'irritation nerveuse pouvant aller jusqu'à l'anesthésie, et un stimulant puissant de la circulation cutanée qui décongestionne les centres nerveux. Le bain chargé d'acide carbonique remplace avantageusement l'hydrothérapie, et si nous ajoutons à son effet à la fois sédatif et stimulant l'action tonique de ces eaux chlorurées ferrugineuses, les promenades sur ces montagnes élevées ou dans ces vallées ombreuses où l'air est frais et oxygéné, nous n'étonnerons personne en mentionnant les heureux résultats que nous obtenons chaque jour dans le traitement des affections nerveuses.

Le traitement de l'aménorrhée, de la dysménorrhée, de la métrite chronique et du catarrhe utérin donne à Royat comme à Ems les meilleurs résultats, et si les observations sont moins nombreuses dans la station française, c'est que le public médical n'a pas, croyons-nous, suffisamment apprécié l'avantage que présentent souvent les eaux alcalines mixtes gazeuses.

Les eaux sulfureuses ont été jusqu'alors préférées en France pour le traitement des affections utérines. Cependant l'étude diathésique du sujet doit seule, dans ces cas, éclairer le médecin et déterminer son choix. « Dans le traitement de la métrite chronique, dit le professeur Gubler, l'état général prime souvent la lésion locale et l'on doit se préoccuper de modifier ou de reconstituer l'économie plus encore que de réduire la congestion utérine. » C'est basé sur ces principes, qu'ont défendus avec tant d'autorité par leurs leçons et leurs écrits, les Drs Pidoux, Guéneau de Mussy, Bazin et autres, qu'un médecin distingué des hôpitaux, hôte habituel de Royat, le Dr Martineau vient de publier un nouveau traité des affections utérines. La recherche des principes diathésiques, qui ont concouru à la lésion, y éclaire le diagnostic et dicte seul le traitement. Des observations nombreuses nous permettent sur ce point d'être très-affirmatif; favorisé, depuis quelques années, d'un grand nombre de ces malades, nous n'avons eu, à quelques exceptions près, qu'à enregistrer des succès, et nous savons que nos confrères les plus autorisés, entre autre l'Inspecteur et notre ami Laugaudin, ont eu, comme nous, de nombreuses occasions de justifier ce point de rapprochement entre la station française et la station allemande.

Si les bains d'Ems attirent chaque année un si grand nombre de ces malades, pourquoi Royat n'aurait-il pas le même succès? ses bains ont sur ceux de sa rivale une supériorité incontestable : donnés à eau vive, ils offrent, à côté de cette constance de température, un dégagement incessant d'acide carbonique qui, par l'excitation de la peau, décongestionne l'utérus et diminue, chaque jour, l'engorgement périphérique consécutif à une altération plus ou moins longue de cet organe.

Action dérivative à marche continue, action anesthésique et sédative, action détersive et cicatrisante : tels sont les effets des bains gazeux à eau vive. Si nous rapprochons ces effets de l'action fondante des eaux alcalines, de l'action antistrumeuse et cicatrisante des chlorures et des ferrugineux, nous aurons à regretter que les bains de Royat n'aient pas encore été assez employés dans les affections des femmes arthritiques, nerveuses, excitables, car ils seraient, à notre avis, souvent bien préférables aux bains sulfureux, qui conviennent spécialement aux natures molles et strumeuses.

Comme nous venons de le voir, les indications thérapeutiques de Royat sont nombreuses ; nous avons cherché à les restreindre plutôt qu'à les étendre. Aussi nous n'avons parlé ni des affections des voies urinaires, ni de la Glycosurie, qui sont tributaires de la composition alcaline de nos eaux ; nous n'avons rien dit non plus du Diabète, qui nous donne chaque année des espérances de guérison. Cependant ces eaux bicarbonatées, ces bains animés, ces promenades dans les montagnes, en fournissant les éléments du traitement le plus rationel de cette affection, rendent compte de l'amélioration prompte qui se produit chez ces malades.

Mais l'effet des eaux alcalines lithinées de Royat dans les manifestations arthritiques d'une part, celui de ses bains à eau vive dans les affections chloro-anémiques et nerveuses de l'autre, donnent déjà lieu à des indications thérapeutiques trop

8

nombreuses pour ne pas nous en contenter, surtout si le lecteur, grâce à son titre d'*Ems Français*, se rappelle que Royat revendique, comme la station allemande, la cure des affections utérines et des altérations des voies respiratoires chez les sujets nerveux, prompts à se congestioner, impressionnables au froid comme aux températures élevées.

SAINT-NECTAIRE

Chemin de fer de Lyon jusqu'à Condes ; là un omnibus prend les voyageurs pour Saint-Nectaire et les y conduit en une heure et demie.

TOPOGRAPHIE.

A 40 kilomètres de Clermont, à deux heures de la station de Coudes, est un village de mille habitants, que l'on nomme Saint-Nectaire. Bâti sur un plateau élevé, il domine un vallon d'un aspect sauvage, au fond duquel jaillissent de tous côtés des sources bouillonnantes que l'œil peut suivre dans leurs cours aux dépôts ocreux qu'elles laissent sur leur passage. On en compte plus de quarante, toutes différentes par leur température et presque uniformes par leur minéralisation. De ces sources, huit ou dix seulement sont utilisées au point de vue médical ; les trente autres sont généralement destinées aux pétrifications, qui forment, en toute saison, l'industrie artistique et lucrative de la localité.

Si le vallon de Saint-Nectaire, bordé par des montagnes nues et arides sur la droite, couvertes de pins d'un vert sombre sur la gauche, ressemble peu aux riants coteaux qui entourent nos principales sources minérales d'Auvergne, le touriste et le baigneur n'ont qu'à franchir les murailles sévères dont la nature a entouré ses richesses hydrominérales, pour rencontrer de tous côtés des sites pittoresques et de riants paysages.

Saint-Nectaire est composé de deux parties : la partie haute et la partie basse. Au sommet du plateau, que domine un ancien château, est le village. Il abrite ses maisons derrière les hautes murailles de son antique église byzantine consacrée à saint Nectaire, ce contemporain de saint Austremoine, qui partagea avec lui la gloire d'avoir converti à la foi chrétienne les descendants des Arvernes. Au-dessous se trouve l'établissement du mont Cornadore, qui, avec le groupe de maisons qui l'entoure, prend le nom de Saint-Nectaire le Haut, pour le distinguer de Saint-Nectaire le Bas, composé non-seulement des établissements connus sous le nom de Bains Boette et Bains Romains, mais encore de quantité de petites maisons semées dans la plaine. Leurs toits couverts de briques rouges tranchent agréablement sur le vert tendre de la prairie qui tapisse le vallon. Chacun de ces toits rustiques abrite une source dont les eaux, à la sortie du sol, dégagent avec bruit l'excès d'acide carbonique qu'elles renferment. Plus modestes que leurs rivales, dont elles possèdent toutes les vertus, elles se contentent d'enrichir sur leur passage l'industriel qui, négligeant leurs propriétés curatives, préfère utiliser leurs sels pétrifiants.

L'industrie artistique qu'ont fait naître en Auvergne les propriétés incrustantes d'un grand nombre de ces sources est trop répandue aujourd'hui, pour que nous n'en disions pas un mot. Le lecteur, curieux de connaître le mode opératoire, le trouvera décrit dans le chapitre consacré aux eaux de Clermont.

ÉTABLISSEMENTS.

La station thermale est composée de trois établissements balnéaires ; celui de Saint-Nectaire le Haut, appelé établissement du mont Cornadore, et ceux de Saint-Nectaire le Bas appelés Bains Boette et Bains romains. Une assez grande distance sépare l'établissement du haut de ses deux rivaux du bas. Ils s'efforcent, pour attirer les baigneurs, de se surpasser les uns les autres, et méritent également, par la richesse et l'abondance de leurs sources, les faveurs du public.

L'établissement du mont Cornadore, placé au bas de la colline sur laquelle est bâti le village, se trouve protégé par elle des vents sauvages qui soufflent dans ces montagnes. Il se compose de trente cabinets de bains précédés de vestibules et munis de douches et d'appareils d'irrigation à températures graduées. Il est alimenté par deux sources, celle du mont Cornadore, qui lui fournit 79,000 litres d'eau en vingt-quatre heures, et celle du Rocher qui en débite 15,000. La première a une température de 41° et la seconde de 43°,7. Outre son aménagement balnéaire, cet établissement possède un service de bains de pieds, de douches et de bains d'acide carbonique, des appareils de pulvérisation avec douches oculaires, laryngiennes et autres.

Trois autres sources, moins importantes, servent de buvettes. A l'établissement du mont Cornadore est joint un hôtel qui reçoit la plupart des baigneurs qui suivent le traitement thermal de Saint-Nectaire le Haut.

Les Romains avaient donné la préférence à Saint-Nectaire le Bas; les sources y sont plus riches et plus chaudes. Là se trouve la buvette de la source Rouge, la plus ferrugineuse du groupe. Là sont les Bains Romains, ainsi nommés à cause des vestiges que ces conquérants avaient laissés dans le sol et qu'on a découverts lors de la construction de l'établissement actuel. 12 baignoires en béton sont installées dans des cabinets munis de douches; deux sources concourent à leur alimentation; la source Mandon, très-chargée d'acide carbonique dont la température (37°) convient parfaitement à l'usage balnéaire, et la source ferrugineuse de la Coquille.

L'établissement Boette renferme également 12 cabinets de bains et de douches, des bains de pieds, ainsi que les autres aménagements balnéaires de l'établissement du mont Cornadore; il est alimenté par la grande source Boette qui sort du sol à 46°, et la source Sainte-Césaire qui en a 40. Les douches de cet établissement sont les plus chaudes et les plus puissantes de la station de Saint-Nectaire. Les eaux de Sainte-Césaire et celles de la Coquille ont à Saint-Nectaire une grande renommée pour le traitement local des affections oculaires et utérines. Des douches vaginales alimentées directement par la source intermittente de la Coquille donnent alternativement un jet de gaz et un jet d'eau minérale à 26°.

DES EAUX DE SAINT-NECTAIRE.

Nous avons déjà maintes fois signalé les contrastes frappants que présente le sol pittoresque de l'Auvergne; nous avons vu des rochers sombres et sauvages encadrer de vertes prairies, et les montagnes les plus arides faire suite aux vallons les plus fertiles. Cette région a été si profondément ébranlée par les éruptions de ses volcans que nous y trouvons souvent les sources les plus voisines offrant les minéralisations les plus différentes.

La station du Mont-Dore, la plus rapprochée de Saint-Nectaire, nous a présenté des eaux si chaudes et si pures que nous les avons classées dans les thermales simples. Celle de Saint-Nectaire dont la température indique également l'origine profonde, étale à nos yeux au contraire la minéralisation la plus forte et la plus variée des eaux d'Auvergne : près de 8 grammes de sel entrent dans la composition de la source Mandon, et la moins riche de ses sœurs en possède encore 7 grammes.

ANALYSES.

Analyses des eaux de Saint-Nectaire

par M. Jules Lefort, 1860.

DÉSIGNATION DES SUBSTANCES.	GRANDE SOURCE BOETTE.	SOURCE MANDON.	MONT CORNADORE.
Température.......	46°	37°	42°
	gr	gr	gr
Acide carbonique libre..........	0.8600	1.5308	0.9464
Chlorure de sodium.............	2.7633	2.4148	2.1464
Iodure de sodium...............	traces	traces	traces
Bicarbonate de soude...........	1.9511	2.0881	2.0001
— de chaux..............	0.0471	0.0107	0.6480
— de potasse............	0.6590	0.7060	0.0646
— de magnésie..........	0.4681	0.4815	0.4384
— de protoxyde de fer..	0.0115	0.0097	0.0122
Sulfate de soude...............	0.1609	0.1781	0.1309
— de strontiane............	0.0070	0.0070	0.0070
Arséniate de soude.............	traces	traces	traces
Phosphate de soude.............	traces	traces	traces
Alumine........................	0.0230	0.0205	0.0171
Acide silicique................	0.1128	0.1036	0.1044
Matières organiques bitumineuses.	traces	traces	traces
Totaux.........	7.0638	7.5808	6.5155
	J. Lefort.	J. Lefort.	J. Lefort.

EFFETS PHYSIOLOGIQUES ET THÉRAPEUTIQUES.

Ces analyses nous font passer en revue tous les éléments minéralisateurs du groupe des eaux d'Auvergne depuis la lithine jusqu'à l'arsenic. Mais parmi ces sels la puissance des uns se trouve tellement écrasée par le poids des autres, qu'on est réduit à se demander si ce seront les alcalins, les chlorures ou les ferrugineux qui l'emporteront dans cette riche minéralisation. La résultante de ces forces opposées peut échapper à l'œil du chimiste, malgré l'attention avec laquelle il isole et compare les différents éléments qui se trouvent en présence, mais elle se révèle tout naturellement à l'observateur qui étudie l'effet physiologique de ces eaux et en recherche ainsi l'action thérapeutique.

Malgré l'abondance des sels alcalins, les principes toniques dominent dans l'action de Saint-Nectaire, et l'effet du traitement se traduit par des symptômes d'excitation plutôt que de sédation. Le bain, qui occupe une si grande place dans le traitement thermal de cette station, est en effet toujours excitant.

Prise en boisson, même à faible dose, l'eau de Saint-Nectaire paraît généralement lourde ; les malades trouvent qu'elle nourrit ; elle altère et ordinairement constipe. Cependant, le baigneur qui veut bien en continuer l'usage en augmentant journellement les doses, voit bientôt sa constipation remplacée par une diarrhée qui devient quelquefois assez intense pour nécessiter la suspension brusque de tout traitement. L'usage interne des eaux de Saint-Nectaire abandonné souvent aux caprices des malades mérite donc d'être sévèrement surveillé.

Les effets purgatifs de ces eaux et l'abondance de leurs principes alcalins les ont fait comparer par quelques auteurs à celles de Carlsbad. Nous serions heureux et fiers d'avoir en Auvergne une rivale de la reine des eaux allemandes ; mais, si la comparaison analytique a pu donner lieu à ce rapprochement, les applications thérapeutiques ne l'ont pas justifié. L'effet purgatif des eaux de Saint-Nectaire a ce caractère irritant des substances indigestes, tandis que la source de Bohême, sans exciter l'intestin, sans fatiguer le malade, donne lieu chaque jour à des selles régulières d'une couleur noire verdâtre tout à fait caractéristique. Si ce n'était l'effet purgatif qui leur fait défaut, les eaux de Vichy offriraient par leur composition, mais surtout par leurs applications, beaucoup plus de ressemblance avec la fameuse source d'Allemagne. La station de Saint-Nectaire se rapproche davantage par ses effets de celle d'Ems. Nous pourrions même la citer comme sa succédanée en Auvergne, si nous n'avions déjà la station de Royat, qui offre avec la source allemande une telle analogie de composition et d'action thérapeutique, qu'elle a été, de tout temps, reconnue comme sa rivale la plus naturelle et baptisée comme telle du nom d'Ems Français.

Avec sa riche minéralisation, la station de Saint-Nectaire n'a du reste rien à envier à ses voisines. Les éléments toniques qui la composent en font, chaque saison, le rendez-vous de la jeunesse et de l'enfance. Nous avons trouvé à la Bourboule les modificateurs les plus puissants de la scrofule. Nous rencontrons à Saint-Nectaire les éléments les plus propres à combattre cette faiblesse générale de l'économie que l'on appelle Lymphatisme. Quel que soit ici l'âge du sujet, quelles que soient sa pâleur et sa faiblesse, il puise dans ces eaux bienfaisantes les principes toniques qui doivent imprimer à sa frêle constitution l'énergie, qui lui manque. Le jeune lycéen, sa sœur, son petit frère, hôtes habituels de cette station favorisée, y retrouvent l'appétit qu'avait troublé le séjour des grandes villes, les fraîches couleurs qu'avait effacées une vie trop sédentaire et cette activité, cette pétulance de leur âge qu'avaient remplacée la langueur et la fatigue.

A côté de l'arsenic, du fer, de la chaux, ces éléments réparateurs des affections atoniques, se trouvent des sels alcalins qui d'une part s'unissent aux chlorures pour combattre les engorgements ganglionnaires si fréquents à cet âge, et compensent, d'une autre, par leur action sédative, ce qu'aurait de trop excitant l'action tonique des premiers.

TRAITEMENT BALNÉAIRE.

Les bains forment, à Saint-Nectaire, la partie la plus importante du traitement : alimentés, sinon à eau vive, du moins avec des sources dont la thermalité se rapproche assez de celle du corps, ils n'ont jamais besoin d'être surchauffés, et sont rafraîchis à volonté par leur mélange avec d'autres sources minérales.

Nous avons vu la suractivité imprimée à l'économie par la minéralisation de Saint-Nectaire aller quelquefois jusqu'à l'irritation intestinale, nous n'étonnerons donc pas nos lecteurs en leur disant que les bains de cette station n'ont besoin que d'une thermalité peu élevée pour devenir des excitants puissants de la circulation générale. Aussi les effets cutanés que nous avons vus si recherchés au Mont-Dore sont-ils négligés et même évités à Saint-Nectaire. L'excitation de la peau produite tant par la minéralisation que par la thermalité de cette eau chargée d'acide carbonique est suffisante pour les sujets lymphatiques qui fréquentent cette station. On a donc soin de ne pas l'augmenter en favorisant une diaphorèse qui ne ferait que débiliter ces jeunes malades. On voit malgré cela le traitement porter une telle excitation dans l'état général, que le médecin est forcé quelquefois de le suspendre le troisième ou quatrième jour chez les enfants, et le huitième ou le dixième chez les grandes personnes. La durée ordinaire des bains est d'un à trois quarts d'heure. Ils ont pour effet d'activer la circulation paresseuse de la peau, de réveiller l'appétit languissant, et de faciliter la marche et l'exercice ; ce sont eux qui font renaître sur les joues de ces petits malades les fraîches couleurs qu'elles avaient perdues.

INDICATIONS THÉRAPEUTIQUES.

De l'ensemble d'un traitement thermal aussi tonique se dégagent aisément les indications thérapeutiques de cette station.

Nous venons de démontrer combien la minéralisation de Saint-Nectaire, qui se rapproche un peu de celle de la Bourboule, était propre à combattre les premiers symptômes de la scrofule et les manifestations les plus avancées du lymphatisme ; nous rencontrons donc ici à côté des jeunes filles chez lesquelles la chlorose est en jeu, des enfants malingres, pâles, portant au col des engorgements ganglionaires, au genou des tumeurs blanches commençantes ; aux yeux des blépharites ou des conjonctivites scrofuleuses ; chacune de ces altérations demande une application spéciale du traitement balnéaire. Ce sont ordinairement des douches plus ou moins puissantes ou plus ou moins chaudes qui sont dirigées sur les engorgements strumeux ou sur les articulations malades. Ce sont de minces filets d'eau pulvérisée qui vont exciter les ulcérations des paupières ou de la cornée et favoriser leur réparation ; mais tous ces moyens ingénieux n'ont d'effet que lorsque le traitement général a déjà modifié la constitution lymphatique du sujet ou altéré les principes scrofuleux qui dominent ces diverses manifestations.

La minéralisation des eaux de Saint-Nectaire

s'adresse également aux jeunes femmes qui présentent des symptômes de chloro-anémie. M. Dumas, inspecteur de cette station, dans son étude de Saint-Nectaire, consacre un long chapitre au traitement des affections utérines chez les sujets lymphatiques. La leucorrhée, l'anémorrhée, certaines ulcérations du col en voie de cicatrisation, sont, d'après lui, favorablement modifiées par les bains et les douches de cette eau fortement minéralisée et gazeuse. Mais ce traitement, un peu excitant, est tout à fait contre-indiqué chez certaines femmes nerveuses à tempérament sanguin ayant une tendance à la métrorrhagie.

La température élevée de quelques sources de Saint-Nectaire donne au traitement balnéaire une action stimulante qui s'ajoute à l'effet dérivatif de leur minéralisation et de leurs gaz. Aussi ces bains ont-ils été toujours notés comme efficaces dans le traitement du rhumatisme. Les douches à la température de 40 à 42° interviennent alors favorablement pour déterminer la crise. La Sciatique avait, sous la direction de M. Basset, obtenu du traitement de Saint-Nectaire les meilleurs résultats, et comme c'est une des localisations rhumatismales les plus douloureuses et les plus difficiles à déplacer, nous étions heureux de signaler jadis cette action quand des observations prises par les médecins qui lui ont succédé, sont venues infirmer plutôt que confirmer l'efficacité de ces eaux dans les Sciatiques rebelles aux autres traitements.

Il n'en reste pas moins constaté que ces eaux s'adressent à toutes les affections douloureuses des membres et des articulations, aux arthrites sèches, aux engorgements péri-articulaires et à plusieurs manifestations de la diathèse arthritique dans lesquelles leur minéralisation agit encore plus que leur thermalité.

Les eaux de Saint-Nectaire sont le type le plus élevé des eaux minérales d'Auvergne ; toniques au premier chef, elles ont une minéralisation si puissante qu'au lieu de s'appliquer indistinctement à tous les états chloro-anémiques comme Châteauneuf et Royat, elles sont souvent trop actives pour le traitement de ces affections chez les sujets nerveux et excitables. En revanche, elles se trouvent admirablement appropriées à cet état d'atonie générale de tous les tissus, de tous les organes dans lequel sont plongés les sujets lymphatiques ou scrofuleux. Moins énergiques que la Bourboule, elles n'effaceront pas, comme ces eaux chloro-arsenicales, les altérations profondes de la scrofule; mais elles arrêteront les premières manifestations de cette diathèse, en combattant, par l'excitation de leur minéralisation et de leur thermalité, la paresse de la circulation et la lenteur des fonctions organiques.

CHATEAUNEUF

Chemin de fer de Lyon jusqu'à Riom ; correspondance pour Châteauneuf, 26 kilomètres.

TOPOGRAPHIE.

Les nombreuses et remarquables sources qui forment la station thermale de Châteauneuf sont espacées dans une longue vallée qu'arrose la Sioule, petite rivière qui prend naissance dans les premières montagnes de cette grande chaîne de puys, qui traverse l'Auvergne du nord au midi, et se rattache aux monts Dore par une suite non interrompue de cimes majestueuses.

L'entrée de cette vallée a un aspect triste et tourmenté : de chaque côté l'œil ne rencontre que des montagnes arides, hérissées d'aiguilles de porphyre et de granit. Quelques buis, quelques maigres genêts vivent seuls péniblement du peu d'humus qui recouvre la roche, et la digitale que l'on rencontre dans ces contrées, partout où cessent d'autres végétations, a besoin de joindre à la grâce de sa tige élancée l'éclat pourpré de ses fleurs pour corriger un peu la tristesse de ce paysage.

C'est à grand'peine qu'à travers ces blocs granitiques la Sioule s'est creusé un lit vers le nord ; bientôt arrêtée dans sa course, elle revient vers le midi, et forme ainsi une sorte de presqu'île dont le sol élevé en forme de cône n'est relié à la terre ferme que par un énorme rocher de granit. C'est là que se trouvent le hameau de Méritis et ses établissements balnéaires. Mais à mesure que nous avançons, l'aspect change et la vallée de Châteauneuf apparaît bientôt dans toute sa splendeur. L'aridité des montagnes a fait place à de beaux bois à teinte foncée qui couvrent les hauteurs et descendent jusqu'aux vertes prairies de ce vallon, au fond duquel les eaux transparentes de la Sioule décrivent de gracieux méandres. Les ruines pittoresques d'un vieux pont de pierre forment le premier plan d'un charmant tableau rempli par la rivière, les petits établissements thermaux disséminés et la majestueuse montagne sur les premières assises de laquelle Châteauneuf étale en amphithéâtre ses maisons bizarrement groupées.

Les beautés pittoresques de l'Auvergne sont ordinairement empreintes d'une majesté un peu sévère. Rien n'est beau, mais triste, comme le Mont-Dore, Saint-Nectaire, etc.; rien au contraire n'est plus riant que Châteauneuf. On reste sous le charme de ce ravissant paysage ainsi jeté à l'extrémité de l'Auvergne, qui semble vouloir se parer de ses plus séduisants attraits pour laisser dans l'âme du voyageur qui va la quitter un souvenir ineffaçable.

EAUX DE CHATEAUNEUF.

Quinze sources importantes captées, sans en compter beaucoup qui ne le sont pas encore, offrent ici au praticien les nuances les plus variées de température et de composition. Elles alimentent d'une eau claire, limpide et pétillante dix buvettes et six établissements thermaux.

Ces sources, trop nombreuses pour être étudiées isolément, peuvent être divisées en trois groupes :

1° Les eaux froides ferrugineuses et gazeuzes ;

2° Les eaux thermales ou froides bicarbonatées mixtes ;

3° Et les eaux bicarbonatées magnésiennes.

Si nous donnons aux sources du premier groupe ce titre de ferrugineuses, ce n'est pas que les autres soient privées de ce principe, mais c'est que son abondance imprime aux eaux de cette classe un caractère spécifique.

Telles sont les sources du Petit-Rocher, de Morny et du Petit-Moulin. Elles présentent à l'analyse 42, 50 et 62 milligrammes de carbonate de fer unis à environ 2 grammes d'acide carbonique. Non-seulement la richesse métallique de ces buvettes les rapproche des eaux martiales les plus en vogue, telles que celles de Spa (60 milligr.), mais encore leur minéralisation, en harmonie avec les sels qui entrent dans la composition du sérum sanguin, rend ce fer plus assimilable et le fait supporter par certains estomacs qui ne peuvent pas tolérer les eaux martiales privées de ces adjuvants.

Les eaux de Morny, du Petit-Rocher et du Petit-Moulin sont claires, inodores et se conservent sans altération dans les vases bien bouchés. Dans d'autres sources au contraire, M. Jules Lefort a constaté des traces d'acide sulfhydrique, telles sont celles de la Pyramide, de la buvette Chevarier et des bains du Petit-Rocher. Incolores à leur point d'émergence, ces eaux, après quelques instants d'exposition à l'air, louchissent d'une manière sensible. Le goût du fer se trouve, chez elles, masqué par la présence de l'hydrogène sulfuré ; cette nuance de composition peut, dans certains cas, avoir sa valeur thérapeutique.

Plusieurs sources intermédiaires servent de trait d'union entre le groupe des ferrugineuses et celui des alcalines; telles sont les fontaines Chevarier, Salneuve, Lagarenne et quelques autres qui ne sont pas encore captées.

Le groupe des eaux bicarbonatées mixtes se compose, comme le précédent, de trois sources principales : le Pavillon, Desaix et la Pyramide, remarquables toutes les trois par la prédominance des bicarbonates alcalins.

La source du Pavillon est le type des eaux froides de Châteauneuf. C'est la plus riche en éléments minéralisateurs. La médication alcaline a pour représentants la soude, la potasse, la chaux, la magnésie, la lithine. Le fer et le chlorure de sodium n'interviennent que comme de légers modérateurs de ces bases puissantes.

Le troisième groupe devait être formé des eaux alcalines magnésiennes, mais c'est avec intention que nous avons choisi l'analyse de la source précédente, car au principe alcalin des autres elle joint, comme la source Morny, des sels purgatifs ; 43 centigrammes de magnésie et 40 centigrammes de sulfate de soude ne nous paraissent pas sans importance dans son action thérapeutique. Et, vu notre pauvreté en eaux bicarbonatées sulfatées, nous avons cru devoir signaler ces deux sources, qui joignent l'une au bicarbonate de fer, l'autre au bicarbonate de soude, des éléments laxatifs.

TABLEAU :

ANALYSES.

Analyse des sources de Châteauneuf

par M. Lefort (1855).

DÉSIGNATION DES SUBSTANCES.	GRAND BAIN CHAUD.	BAIN JULIE	SOURCE MORNY (1876)	FONTAINE du PETIT-ROCHER
	gr	gr	gr	gr
Acide carbonique..........	1.195	1.457	2.350	2.024
Bicarbonate de soude.......	1.296	1.352	0.968	0.528
— de potasse.........	0.530	0.575	0.135	0.539
— de chaux...........	0.314	0.391	0.015	0.545
— de magnésie.......	0.204	0.191	0.390	0.126
— de protoxyde de fer..	0.034	0.036	0.055	0.012
Sulfate de soude...........	0.470	0.444	0.163	0.271
Chlorure de sodium........	0.395	0.411	0.169	0.283
Arséniate de soude.........	traces	traces	traces	traces
Crénate de fer.............	traces	indices	indices	indices
Silice.....................	0.101	0.126	0.120	0.100
Alumine, lithine...........	traces	traces	traces	traces
Totaux........	4.239	4.981	5.366	4.458

L'analyse spectrale faite par M. Truchot en 1875 attribue aux eaux de Châteauneuf comme à celles de Royat, 35 milligrammes de chlorure de lithium.

ÉTABLISSEMENTS BALNÉAIRES.

A côté de ces nombreuses sources froides qui, par leur composition, peuvent être employées comme eaux médicinales et comme eaux de table toni-digestives, s'en trouvent d'autres qui, joignant à la minéralisation la thermalité, sont utilisées à l'usage balnéaire. Chaque source thermale a voulu avoir sa piscine ; de là un grand nombre de petits établissements espacés sur les rives de la Sioule et divisés en deux groupes :

Celui de Méritis et celui des Bordats.

Quatre piscines installées au hameau de Méritis sous le nom de bains chauds, bains tempérés, bains Auguste et bains Julie, constituent ce que l'on nomme les grands bains de Châteauneuf.

Le principal établissement de ce groupe contient deux piscines et cinq cabinets de douches rangés autour d'elles. Ces piscines, de 3 mètres de long sur 1 mètre et demi de large, sont alimentées par une source qui, s'échappant des fissures de la roche, donne 180 litres par minute d'une eau à 38°. C'est à ces piscines connues sous le nom de bains chauds que s'adresse de préférence la clientèle nombreuse des rhumatisants qui fréquentent cette station et qui aime à joindre l'effet de la douche à celui du bain.

Les bains tempérés se composent également de deux piscines alimentées par des griffons donnant 100 litres par minute d'une eau à 36°.

Enfin les bains Auguste et Julie sont deux piscines alimentées à eau vive par des sources à 32° qui jaillissent du sol granitique dans lequel elles ont été creusées. Tel est dans son ensemble l'établissement des grands bains,

Le Dr Boudet, dans une étude intéressante qu'il vient de faire paraître sur les eaux de Châteauneuf, fait espérer des améliorations notables dans l'installation par trop primitive de ces sources précieuses. Des captages mieux faits, en augmentant leur débit, permettront de joindre aux piscines un certain nombre de baignoires réclamées depuis longtemps, tant par les médecins que par les malades. Un parc, contigu à l'établissement des grands bains et comprenant toute la presqu'île de Saint-Cyr, offrira bientôt aux baigneurs ses fraîches allées tracées le long de la Sioule sur ces plages verdoyantes qu'encadrent des rochers à pic.

Le hameau des Bordats possède aussi deux piscines, alimentées l'une par la source du Petit-Rocher (27°, 50) et l'autre par celle de la Rotonde (29°,50) ; ces sources très-abondantes jaillissent en gerbes au milieu des baigneurs et dégagent des flots d'acide carbonique. Nous avons vu au hameau voisin les bains *chauds* et les bains *tempérés* ; ceux-ci sont les bains *froids* de Châteauneuf.

Le propriétaire de l'établissement du Rocher dont les piscines étaient déjà alimentées par des griffons donnant 80 litres à la minute, vient de découvrir et de capter une nouvelle source assez abondante dont la thermalité (36°) va lui permettre l'installation de bains tempérés à côté de sa piscine fraîche.

INDICATIONS THÉRAPEUTIQUES.

La minéralisation des eaux de Châteauneuf, leur thermalité, leur mode balnéaire nous fournissent assez d'éléments thérapeutiques pour tracer ici leurs principales indications. Nous divisons en deux groupes les états morbides qu'elles sont appelées à modifier :

1° Les rhumatismes et les diverses manifestations de la diathèse arthritique ;

2° Les affections chloro-anémiques et les dyspepsies.

De temps immémorial les sources de Châteauneuf ont été vantées pour leur succès dans le traitement du rhumatisme.

Le Dr Salneuve dans son traité des eaux de cette station, le Dr Pénissat, inspecteur actuel, dans sa longue pratique, justifient par des observations aussi nombreuses que variées cette vieille renommée.

« C'est même, dit le Dr Boudet, dans son étude sur Châteauneuf, cette efficacité incontestable et incontestée qui les a sauvées de l'oubli où les eût infailliblement fait tomber leur mauvaise installation ; un assez grand nombre de rhumatisants délaissant des stations plus luxueuses et mieux aménagées viennent encore y chercher, sinon la guérison, du moins une amélioration notable à leur état de souffrance. » L'élément douloureux du rhumatisme trouve en effet soit dans la thermalité de ces piscines, soit dans l'acide carbonique qui s'en dégage, une action sédative assez manifeste pour que toute théorie devienne inutile devant les faits enregistrés par la pratique journalière.

Les eaux de Châteauneuf avec leurs principes alcalins (potasse, soude, lithine) et laxatifs (magnésie, sulfate de soude) seraient évidemment propres à combattre certaines manifestations de la diathèse goutteuse telles que ses localisations viscérales et cutanées ; mais les observations sur ce sujet intéressant de thérapeutique thermale si nombreuses et si variées à la station de Royat, sa voisine, se présentent très-rarement ici. Châteauneuf n'est guère visité, chaque année, que par des cultivateurs des environs, montagnards robustes passant leur vie dans les champs et leur hiver dans la neige, plus exposés ainsi aux rhumatismes qu'à la goutte. Aussi la clientèle de cette station fournit-elle aux médecins des observations et des applications thérapeutiques restreintes ; mais les rapports de minéralisation qui existent entre ces eaux et celles de Royat nous font croire qu'elles réussiraient aussi bien que ces dernières dans le traitement des affections nombreuses qui se rattachent à la diathèse arthritique.

Châteauneuf, dans ces cas, tiendrait le milieu entre les eaux alcalines franches comme Vals et Vichy, et les eaux alcalines mixtes comme celles de Royat ; plus alcalines que ces dernières, laxatives au besoin, elles s'adresseraient aux constitutions qui redouteraient l'action débilitante de Vichy et qui n'auraient pas besoin d'une action aussi tonique que celle de Royat.

Les cas de dyspepsies, d'anémie et de chlorose, quoique exceptionnels ici, sont cependant assez nombreux, chaque saison, pour justifier les données fournies par l'analyse ; peu d'eaux sont minéralisées plus favorablement pour le traitement des altérations des fonctions digestives.

Alcalines chlorurées martiales et gazeuses, les eaux de Châteauneuf sont surtout utiles dans les dyspepsies atoniques, les dyspepsies avec pyrosis chez les sujets anémiques. Essentiellement apéritives elles activent la digestion et favorisent l'assimilation ; aussi en voyons-nous l'exportation prendre chaque jour une importance plus grande.

Les affections qui dépendent d'un appauvrissement du sang, telles que la chlorose et l'anémie, se trouvent, avec leurs nombreuses manifestations. tributaires des eaux de Châteauneuf. Véritables lymphes minérales où le fer s'unit à la chaux et au chlorure de sodium, pour mieux s'assimiler, elles procurent souvent une amélioration vainement demandée à des eaux plus martiales ; dans ces cas le traitement interne n'occupe à Châteauneuf que le second rang, le premier revient au traitement balnéaire.

Ces bains frais et tempérés, qu'anime un bouillonnement incessant de gaz acide carbonique, sont des excitants précieux de la circulation cutanée ; ce sont eux qui manifestent le plus rapidement les changements qui s'opèrent chez ces jeunes malades. Les modifications portées à la circulation activent bientôt toutes les autres fonctions organiques ; les sujets les plus anémiques, les plus débilités retrouvent l'appétit et les forces. Les promenades dans ces fraîches vallées interviennent alors pour tonifier le système musculaire, et, aidées de cet air vif et pur des montagnes, elles favorisent l'hématose, et complètent la cure.

Donc, tant par la composition martiale de ses eaux que par l'abondance de ses sources ; par ses bains gazeux que par ses piscines à toutes les températures, Châteauneuf peut être regardé comme une station privilégiée parmi celles qui réclament le droit de soigner la chlorose.

Ces eaux, qui par leur minéralisation s'adressent déjà aux affections chloro-anémiques et nerveuses, pourraient, croyons-nous, donner lieu à plusieurs autres applications. Leurs rapports avec celles de Royat les rendraient propres par exemple au traitement des affections des voies respiratoires. Les médecins qui les ont étudiées ont cité de nombreux cas de bronchite chronique ou de phthisie commençante qui ont été soulagés par leur usage en boisson ; mais s'il n'existe pas à Châteauneuf une baignoire, à plus forte raison chercherions-nous en vain une salle d'aspiration ou de pulvérisation !

La déplorable installation balnéaire de cette station prive donc le médecin du plus grand nombre des applications thérapeutiques qu'indiqueraient la thermalité et la composition de ses eaux. La création dequelques cabinets va enfin permettre le traitement des affections utérines que des douches locales pourraient heureusement modifier.

La balnéation en commun éloigne les jeunes femmes des bains frais à 27° qui seraient les mieux appropriés à leur état. En effet, les bulles gazeuses en s'attachant au peignoir, au lieu de se grouper directement sur la peau, ne peuvent pas activer la circulation cutanée et masquer ainsi la basse température de ces piscines. Les malades, ne pouvant s'y réchauffer, les abandonnent pour des bains plus chauds, mais moins gazeux, c'est-à-dire d'une action dérivative et d'un effet tonique moindres.

Nous venons de passer en revue les richesses de Châteauneuf. L'abondance de ses sources, la variété de leur composition, la gamme de leur thermalité nous font certainement regarder cette station comme une des plus remarquables, non-seulement du groupe de l'Auvergne, mais presque de la France entière. Il est à déplorer que ces richesses soient entre les mains de paysans qui ne veulent ni les exploiter ni s'en dessaisir, car il n'est pas de stations qui puisse être plus utilement fréquentée, plus sérieusement recommandée par le médecin et qui, grâce à son installation balnéaire, se trouve aussi dépourvue de tous ces riches baigneurs qui fréquentent aujourd'hui nos thermes.

CHATELGUYON

Chemin de fer du Bourbonnais, station de Riom, trajet de 7 kilomètres, en omnibus ou en voiture.

TOPOGRAPHIE.

Près de Riom, au pied d'un monticule que surmonte une croix et où s'élevait jadis le château féodal de Guy III, duc d'Auvergne, à 400 mètres au-dessus du niveau de la mer, est bâti un village de près de 2,000 habitants qui porte encore le nom du manoir à l'ombre protectrice duquel se sont élevées ses premières maisons : c'est Châtelguyon, plus connu aujourd'hui par ses eaux que par ses souvenirs historiques.

Du haut du village, la vue domine d'un côté cette plaine riche et plantureuse des environs de Riom qu'accidentent des collines entièrement couvertes de vignes ; de l'autre, elle voit se dérouler une chaîne de hautes montagnes, alternativement tapissées de bruyères fleuries et de pins au sévère feuillage. Chacun de ces monts a eu son histoire, et le château de Chazeron perdu dans les nuages, le donjon menaçant quoique mutilé de Tournoël rappellent encore des jours de deuil ou de gloire à ceux qui, avec insouciance, en gravissent les flancs escarpés.

Au bas du village coule le Sardon ; ses eaux reçoivent dans leur cours des sources minérales qui se trahissent à l'œil par des bulles nombreuses de gaz. Ce mélange rend l'eau du ruisseau assez minéralisée pour que les villageois puissent seuls, par suite d'une certaine tolérance de l'estomac, en faire impunément usage. On était autrefois forcé d'apporter de Riom l'eau destinée à la table des baigneurs ; un aqueduc amène maintenant à Châtelguyon l'eau de la montagne.

Des travertins calcaires et ferrugineux emprisonnent dans la vallée d'innombrables sources chargées d'acide carbonique. Couché sur le sol, on les entend, à certains endroits, bouillonner sous l'oreille. Celles qui alimentent l'établissement sortent au point de jonction du terrain primitif avec les terrains tertiaires.

Trop nombreuses pour être analysées séparément, elles ont été groupées sous le nom de sources du Réservoir ; elles fournissent à elles seules plus de 400 mètres cubes d'eau par jour, quantité qui pourrait être de beaucoup augmentée si l'importance croissante de la station le rendait nécessaire ; il suffit en effet de creuser jusqu'à la couche de porphyre qui se trouve sous le sol pour en faire jaillir des sources minérales.

La température de ces eaux varie de 24 à 35°. Claires, limpides au sortir du griffon, elles ne tardent pas au contact de l'air à se troubler et à déposer un sédiment ocreux qui s'attache aux parois des baignoires et y forme un revêtement de la dureté du marbre.

ÉTABLISSEMENT.

L'établissement qu'a fait construire M. Brosson est situé au milieu d'un parc arrosé par le Sardon : c'est un élégant chalet qui renferme vingt-deux cabinets garnis de larges baignoires en lave ou en stuc ; plusieurs de ces cabinets sont munis d'appareils à douches. Du fond de chaque baignoire s'élance le jet d'eau minérale qui doit l'alimenter. Le bain peut être ainsi ou animé par un courant d'eau thermale qui y entretient une température constante de 33 à 34°, ou surchauffé à l'aide d'eau minérale traversée par un serpentin de vapeur. Deux piscines à eau courante, un service de bains de pieds et de douches complètent l'aménagement balnéaire de cet établissement, dont nous avons à critiquer les petites dimensions peu en rapport avec la fortune future de ces eaux appelées à un plus grand avenir.

TABLEAU :

ANALYSES.

Analyse des sources de Châtelguyon

par M. Lefort (1865).

POUR UN LITRE D'EAU MINÉRALE.	SOURCE DEVAL.	SOURCE DES BAINS.	SOURCE DU ROCHER	SOURCE BARSE
Température.	31°,5	35°	2[illegible]°	Bains
Densité à 15° C.....	1.003	1.004	1.003	1.003
	gr	gr	gr	gr
Acide carbonique libre.....	0.258	0.120	0.381	0.347
Chlorure de sodium........	1.617	1.757	1.780	1.849
— de potassium.....	0.178	0.161	0.131	0.132
— de magnésium....	1.218	1.260	1.236	1.104
— de lithium........	indices	indices	indices	indices
Bicarbonate de soude.......	1.054	0.699	0.412	0.341
— de chaux..........	2.105	2.089	2.094	2.081
— de magnésie........	0.440	0.399	0.429	0.453
— de protoxyde de fer.	0.054	0.044	0.052	0.042
Sulfate de chaux..........	0.498	0.432	0.482	0.513
— de strontiane......	indices	indices	indices	indices
Arséniate de soude.........	indices	indices	indices	indices
Alumine.................	0.008	0.007	0.010	0.008
Silice.....................	0.126	0.166	0.122	0.116
Matière organique bitumineuse....................	indices	indices	indices	indices
Totaux.........	7.556	7.154	7.120	6.986

CLASSIFICATION.

La minéralisation des eaux de Châtelguyon, très-complexe, a toujours gêné les hydrologues chargés de les classer. J. Lefort les considère comme chlorurées sodiques; M. Rotureau comme carboniques fortes; les auteurs du *Dictionnaire des Eaux minérales*, après les avoir rangées dans la même classe, les placent ensuite dans les ferrugineuses; mais si leur composition permet l'indécision sur leur caractère chimique, leurs effets physiologiques leur donnent une physionomie propre et indiquent sans hésitation leur voie thérapeutique. De cette minéralisation mal définie se dégage en effet un mode d'action des mieux caractérisés : l'action purgative! A quoi est-elle due?

L'analyse dénote bien la présence des chlorures de sodium et de magnésium, d'un peu de carbonate de magnésie; mais ces sels n'expliquent pas suffisamment les résultats que provoque cette eau, quelquefois dès les premiers verres; contrairement donc à l'avis de M. Jules Lefort, qui pense que le gramme 20c de chlorure de magnésium qu'elles contiennent peut rendre compte de leur action laxative, nous croyons devoir attribuer leurs effets à d'autres causes que celles que nous cherchons dans l'étude approfondie de leur composition.

« Ces eaux qui viennent jaillir bouillonnantes et chaudes, dit le Dr Huguet, leur ancien inspecteur, se sont minéralisées dans des conditions de pression, de température et d'électrisation qui nous sont inconnues; c'est pourquoi, au sortir de ces laboratoires mystérieux, elles se révèlent avec des propriétés que n'expliquent pas les analyses les plus correctes et les plus minutieuses. »

Laissant donc de côté les éléments d'une minéralisation sans caractère, nous emprunterons aux effets physiologiques et thérapeutiques de cette eau la place qu'elle doit occuper dans la classification de nos thermes au point de vue médical, et nous l'appellerons *eau toni-purgative* de Châtelguyon.

EFFETS PHYSIOLOGIQUES ET THÉRAPEUTIQUES.

La pratique démontre que les eaux de Châtelguyon, selon la dose à laquelle on les prend, sont digestives, laxatives ou purgatives; leur activité varie avec la susceptibilité du sujet et leur emploi demande une certaine surveillance. Ce n'est ordinairement qu'après trois ou quatre jours que leurs effets se font sentir. En commençant, au contraire, un grand nombre de malades jouissent d'une tolérance qui se traduit par des symptômes d'excitation générale, une espèce de fièvre thermale que l'on voit tomber dès les premières selles. Une fois établi, l'effet purgatif se continue avec régularité; ce qui permet au médecin de diminuer peu à peu la dose de l'eau, sans que pour cela son effet cesse ou se ralentisse.

L'usage journalier des eaux de Châtelguyon a pour résultat d'augmenter les sécrétions folliculaires et glandulaires de l'intestin, d'en accélérer les mouvements péristaltiques et de donner lieu, sans coliques, à des évacuations régulières assez abondantes. Les baigneurs vont ordinairement à la selle plusieurs fois dans la matinée, et ce flux, loin de les fatiguer et de diminuer leur appétit, ne fait au contraire que l'augmenter.

Le Dr Baraduc, inspecteur de cette station, dans un travail présenté à la Société d'hydrologie, a comparé les eaux de Châtelguyon à celles de Kissingen.

L'analyse donne d'abord une certaine supériorité à la station allemande qui possède par titre 2 grammes de plus de sels neutres purgatifs; mais la pratique ne sanctionne pas ces données théoriques. On obtient en effet à notre station française, sans le secours d'aucun adjuvant, les effets laxatifs qu'on a l'habitude, à Kissingen, d'emprunter à l'usage quotidien du Bitter-Waser. D'autre part la température, des eaux de Châtelguyon les fait mieux supporter que celles de Kissingen, qui sont froides et lourdes sur l'estomac.

Mais c'est surtout dans le traitement balnéaire qu'éclate la supériorité que leur donne la thermalité. Les eaux froides de Kissingen ne peuvent en effet atteindre la température des bains qu'au détriment de leurs principaux éléments minéralisateurs. Celles de Châtelguyon, qui émergent à 34°, peuvent, à l'aide d'un courant, conserver jusqu'à la fin de l'immersion non-seulement leur température, mais encore leurs sels et leurs gaz à l'état naissant.

En dehors de l'action purgative qui constitue leur caractère dominant, comme dit le Dr Huguet, les eaux de Châtelguyon, ainsi que nous l'a fait pressentir l'analyse, agissent sur l'organisme comme résolutives et toniques. Par leur minéralisation complexe, elles participent aux effets thérapeutiques des eaux chlorurées sodiques, des eaux bicarbonatées et même des eaux ferrugineuses. De là un traitement thermal qui peut être dirigé d'une manière tout à fait différente, suivant que le médecin veut obtenir un effet évacuant, résolutif ou tonique.

Les effets directs et indirects des purgatifs sont trop connus pour que nous ayons à expliquer par quel mécanisme l'eau laxative de Châtelguyon peut à volonté remplir les indications de la méthode évacuante, ou de la méthode résolutive, qui sont en faveur dans les stations allemandes.

Nous allons nous contenter de dire ici un mot de la méthode tonique dont la station française nous offre les ressources. Quoique ferrugineuses et chlorurées, l'usage interne des eaux de Châtelguyon n'occupe alors que le second rang; le premier revient de droit au traitement balnéaire.

Les bains de Châtelguyon présentent en effet sur beaucoup d'autres l'immense avantage de pouvoir être alimentés à eau vive. Trois modes balnéaires sont employés dans cette station: le bain à eau morte, jet arrêté une fois la baignoire remplie; bain à eau vive, animé par un courant constant; bain acidifié, c'est-à-dire alimenté par un griffon naturel très-chargé d'acide carbonique.

C'est là le bain tonique par excellence dont nous avons déjà parlé au chapitre de Royat. A ce stimulant énergique de la circulation cutanée, si nous joignons l'effet des laxatifs qui ouvrent l'appétit et favorisent l'assimilation, l'effet d'une eau chlorurée et ferrugineuse qui relève l'organisme en enrichissant le sang, nous aurons les bases sur lesquelles repose la méthode du traitement tonique de Châtelguyon.

INDICATIONS THÉRAPEUTIQUES.

Les indications thérapeutiques de Châtelguyon découlent des trois méthodes de traitement que nous venons d'énumérer.

A la méthode purgative s'adressent principalement :

L'état saburral des premières voies, l'embarras gastrique, la constipation habituelle, la pléthore abdominale, la tendance à l'obésité ;

Les congestions cérébrales et autres, l'état apoplectiforme, la paresse musculaire et la paralysie consécutive à une hémorrhagie.

A la méthode résolutive s'adressent : certains engorgements biliaires, certaines hypertrophies viscérales chez des sujets affaiblis qui ne pourraient supporter l'usage prolongé des alcalins et des purgatifs.

La méthode tonique peut s'appliquer au traitement de l'anémie et de la chlorose, à certaines dyspepsies, à certaines névroses, mais elle doit surtout être employée à Châtelguyon pour relever les forces des sujets débilités qu'on a été forcé de soumettre pendant longtemps aux méthodes précédentes.

Cependant, si l'on peut reprocher quelque chose aux eaux de Châtelguyon, ce n'est certes pas d'affaiblir par leurs effets purgatifs ! Nous considérons au contraire leur minéralisation comme essentiellement tonique, et ce n'est souvent qu'en les prenant avec persévérance et à assez hautes doses, qu'on arrive à surexciter les follicules intestinaux et à obtenir l'effet demandé.

L'action purgative n'entraîne pas ordinairement une sédation de longue durée, surtout si la constitution pléthorique du sujet aide dans son rôle réparateur cette minéralisation essentiellement reconstituante.

Nous croyons donc que les eaux de Châtelguyon conviennent mieux que toutes les autres aux sujets lymphatiques anémiques ou affaiblis qui ont besoin d'avoir recours à la méthode purgative ; car l'effet débilitant de la médication sera toujours promptement réparé. Mais nous avons d'un autre côté de nombreux exemples de sujets pléthoriques, excitables, congestionnés, qui, à la suite du traitement thermal, ont été les victimes de nouvelles congestions. Ces accidents consécutifs à l'action sédative de la purgation sont généralement attribués, tant à l'incitation communiquée aux fonctions digestives par un régime éminemment apéritif, qu'à l'effet congestif d'un traitement tonique à longue portée.

L'eau de Châtelguyon appartient au groupe thermal de l'Auvergne et ne peut que dissimuler sous l'effet purgatif le caractère reconstituant qu'elle tient de son origine. Admirablement appropriée au traitement de certaines manifestations goutteuses chez les sujets que cette diathèse a déjà profondément anémiés, de certaines manifestations arthritiques chez les sujets débilités qui ont besoin d'une dérivation prolongée et ne peuvent rien sacrifier de leurs forces pour l'obtenir, l'eau de Châtelguyon peut figurer honorablement à côté de Niederbronn, Kissingen et les autres stations purgatives de l'Allemagne. Elle a même sur les précédentes la supériorité incontestable que lui donne sa température et les avantages qu'offre souvent une minéralisation où les sels toniques compensent largement ce qu'auraient de trop affaiblissant les sels purgatifs.

Sans donc chercher à dissimuler par ses effets les liens de parenté qui l'unissent à ses sœurs, l'eau de Châtelguyon vient, par son action toni-purgative, compléter les indications thérapeutiques si remarquables et si variées que présentent à quelques pas les unes des autres ces stations pittoresques de l'Auvergne.

ROUZAT

Chemin de fer de Paris à Riom, omnibus pour Rouzat, trajet d'une demi-heure.

L'établissement thermal de Rouzat est à 7 kilomètres de la ville de Riom. — Bâti sur le versant des monts Dômes à 400 mètres au-dessus du niveau de la mer, il étale en plein levant les deux grands corps de bâtiment qui le composent. L'un d'eux est destiné à l'installation balnéaire de la grande source, c'est l'établissement thermal proprement dit ; l'autre, séparé du premier par une vaste cour, sert d'hôtel aux baigneurs qui fréquentent ces thermes. Cette disposition permet aux malades de regagner leur lit après le bain, avant de s'être exposés au froid ou à l'humidité du matin.

L'établissement se compose de dix cabinets de bains, de trois cabinets de douches et de deux belles piscines, alimentés par la source du Grand-Puits dont la température est de 31°. Chaque baignoire est munie de deux robinets : l'un pour l'eau minérale à la température naturelle, l'autre pour cette eau portée à 60°. Les cabinets de douches ont également deux robinets communiquant au réservoir qui les alimente la température indiquée par le médecin. Une baignoire, disposée dans ces cabinets, permet au malade de joindre l'effet du bain à celui de la douche.

Les piscines peuvent recevoir une vingtaine de personnes; elles sont alimentées par un courant constant d'eau minérale qui y entretient une température suffisante pour avoir rarement besoin d'eau surchauffée. Le petit établissement thermal de Rouzat, bien tenu, appartient à M. le comte de Saint-Didier, qui ne recule devant aucune des améliorations que réclament les médecins ou les baigneurs.

Deux sources concourent au traitement thermal de Rouzat: la source ferrugineuse et gazeuse des Vignes, employée uniquement en boisson; la source du Grand-Puits qui, débitant 300,000 litres par jour, suffirait à l'entretien d'un établissement balnéaire beaucoup plus important que celui-ci.

Les eaux de Rouzat ont été successivement analysées par MM. Nivet, Ossian, Henry, J. Lefort, et en dernier lieu par M. Terreil, chef des travaux chimiques au Muséum.

Composition des eaux minérales de Rouzat

par M. Terreil (1862).

SUBSTANCES CONTENUES DANS 1 LITRE D'EAU.	EAU du GRAND-PUITS.	EAU de la source ferrugineuse et gazeuse.
	grammes.	grammes.
Acide carbonique libre	0.64800	0.70000
Bicarbonate de soude	0.14007	0.15763
— de chaux	1.12201	1.26576
— de magnésie	0.89610	0.81161
Chlorure de sodium	0.99383	0.97627
— de potassium	0.03293	0.04219
Iodures alcalins	traces	traces
Sulfate de soude	0.29841	0.19338
— de potasse	0.03915	0.04922
Sels de lithine	traces	traces
Carbonate de fer / Phosphates de fer et de chaux / Arséniates de fer et de chaux	0.01450	0.00703
Silice	0.11136	0.15236
Matières organiques azotées	indétermin.	indéterm.
Eau	995.70364	995.64455
Totaux	1000.00000	1000.00000

Ces eaux chloro-bicarbonatées mixtes se rapprochent de celles de nos principales stations d'Auvergne. Cependant elles ont leur caractère propre ; le bicarbonate de chaux dépasse de moitié celui de soude et donne lieu ainsi aux applications plus spéciales des sources bicarbonatées calciques.

C'est ainsi que les eaux de Rouzat doivent être très-efficaces dans les entérites chroniques avec état catarrhal de la muqueuse intestinale dans les diarrhées rebelles chez des sujets lymphatiques ou scrofuleux. Moins alcalines que les eaux bicarbonatées sodiques, ces eaux trouvent, dans le chlorure de sodium, les carbonates de chaux et de fer qui entrent dans leur composition, les éléments les plus propres à combattre le lymphatisme et l'anémie. Aussi à côté des affections rhumatismales qui se rencontrent ici comme dans toutes les stations d'Auvergne, voyons-nous notées par le Dr Lacaze dans son étude de Rouzat et par le Dr Fenolhac, son successeur, toutes les affections qui tirent leur origine de ces états particuliers de l'organisme ou leur doivent leur chronicité.

INDICATIONS THÉRAPEUTIQUES.

Les eaux de Rouzat prises avec modération conviennent surtout dans certaines dyspepsies atoniques chez des sujets lymphatiques plutôt que nerveux. Moins propres au traitement de la dyspepsie acide et de la gastralgie douloureuse, elles sont précieuses pour la dyspepsie gastro-intestinale avec état catarrhal ou diarrhéique. Le bain de piscine à eau vive joue, comme à Royat et à Châteauneuf, un rôle important dans ce traitement. C'est à lui certainement que revient la plus légitime part de l'amélioration qu'éprouvent les sujets affaiblis qui fréquentent ces thermes. L'eau des Vignes, tout aussi minéralisée que celle du Grand-Puits, mais froide, modifie rapidement les fonctions digestives. Les sujets anémiques, ou lymphatiques, ou scrofuleux peuvent même en faire usage en mangeant, mais nous la croyons trop minéralisée pour la laisser ainsi aux repas à la discrétion de certains malades pléthoriques ou nerveux.

Les affections de l'utérus, avec congestion passive de cet organe ou présentant un état catarrhal habituel, se trouvent bien des eaux et des bains de Rouzat qui combattent les lésions locales en modifiant l'état général du sujet. C'est à ce titre que nous trouvons ici, comme à la Bourboule ou à Saint-Nectaire, les altérations qu'entraînent dans les divers tissus de l'économie le lymphatisme, la scrofule et le rachitisme. A leur début, ces accidents diathésiques peuvent être combattus avec succès par les eaux et les bains de Rouzat, et plus tard au contraire ils réclameront ceux de la Bourboule, plus énergiques dans leurs effets.

En un mot, la minéralisation de Rouzat, qui se rapproche de celle des autres stations d'Auvergne et donne lieu aux mêmes indications que Saint-Nectaire et Royat, tire de la prédominance du carbonate de chaux certaines ressources thérapeutiques contre les affections catarrhales des voies digestives. Mais si ces eaux sont comme celles de Saint-Nectaire propres à combattre le lymphatisme, c'est à ces piscines tempérées à eau vive que revient la plus large part de l'amélioration prompte qu'obtiennent ces jeunes malades.

CHATELDON

A 16 kilomètres de Vichy.

Au sud de Vichy, sur les pentes inférieures des montagnes du Forez, dans une vallée étroite traversée par le Vaugiron, est bâti Chateldon, chef-lieu de canton de 1,000 habitants. Ses maisons basses, noires et humides, témoignent, par leur construction, qu'elles appartiennent pour la plupart à une époque bien éloignée de nous. La vallée, ouverte au sud-ouest, jouit d'un climat doux, et la température moyenne de mai en octobre oscille entre 20 et 25°.

L'établissement thermal est situé à 300 mètres de la ville; il appartient, ainsi que les sources qui l'alimentent, au Dr Desbrest. C'est un petit bâtiment au rez-de-chaussée duquel une salle d'attente et de lecture est destinée aux personnes qui viennent prendre les eaux. Quelques baignoires y ont été également disposées, mais elles ne sont que très-rarement utilisées, car ces eaux froides perdent une grande partie de leurs sels par le chauffage.

Trois sources minérales sont réunies dans un rectangle entouré d'une jolie grille de fer; elles donnent environ 15,000 litres par jour d'une eau froide, limpide au sortir du sol, mais qui ne tarde pas à se troubler par le dégagement abondant de gaz acide carbonique qui la fait paraître en ébullition ; elles sont connues sous les noms de Puits-Carré, Puits-Rond, et source Eugénie, ou Nouvelle-Source, découverte par M. Desbrets en 1853.

Les sources de Chateldon présentent une minéralisation à la fois alcaline et ferrugineuse un peu plus riche que celle de la source Mesdames à Vichy et de Sainte-Marie à Cusset : plus de 2 grammes de bicarbonate de soude s'y trouvent unis à 3 centigrammes de carbonate de fer. L'absence de chlorure de sodium laisse à ces eaux leur caractère de carbonatées sodiques ferrugineuses. Très-chargées d'acide carbonique, elles ont, dit Rotureau, pour effet immédiat d'être faciles à boire, faciles à digérer, aisément assimilables et légèrement excitantes. Elles sont toniques plutôt qu'altérantes et reconstituantes tant par leur fer que par l'action stimulante de leurs sels alcalins.

Les eaux de Chateldon gagnent beaucoup à être bues à la source ; elles supportent difficilement le transport et laissent précipiter assez vite leurs sels calcaires et ferrugineux.

Les eaux de Chateldon sont surtout employées dans les cas de dyspepsies douloureuses, de vomissements nerveux, de régurgitation. Leur richesse en acide carbonique et en soude les rend alors sédatives ; elles sont également utiles dans les cas d'inappétence, d'atonie des voies digestives, elles stimulent l'appétit et favorisent les digestions languissantes.

Le fer qu'elles contiennent est assez facilement accepté par l'estomac capricieux des chlorotiques : aussi y rencontre-t-on surtout des sujets chloro-anémiques et nerveux.

MM. les Drs Debrest vantent dans leurs écrits la propriété qu'ont ces eaux de faire cesser la stérilité. Rien d'étonnant qu'en suspendant certaines manifestations de la chlorose, telles que l'aménorrhée ou les flueurs blanches, elles mettent les jeunes femmes dans de meilleures conditions pour devenir mères ; mais, comme le disent très-bien les Drs Nivet et Rotureau, s'ils supposent qu'elles sont un spécifique ayant une action mystérieuse et inexplicable, nous ne pouvons pas partager leur confiance. Les eaux de Chateldon peuvent être employées dans beaucoup de cas où les eaux chloro-carbonatées se trouvent trop stimulantes et les eaux carbonatées sodiques fortes trop débilitantes.

SAINTE-MARGUERITE

près les Martres-de-Veyre, station de Vic-le-Comte,
à une heure de Clermont.

Les eaux de Sainte-Marguerite, connues sous les noms d'eaux de Saint-Maurice ou de Vic-le-Comte, font partie d'un groupe important d'eaux minérales dont nous avons eu occasion de citer déjà plusieurs sources.

C'est au bord de l'Allier, au centre d'un pays riche et fertile, qu'est située cette station. Les coteaux qui l'environnent sont couverts de vignes donnant un petit vin blanc d'une certaine réputation, et les vallons qui sont à leurs pieds, arrosés par la rivière, produisent abondamment les légumes et les fruits les plus beaux.

Deux sources ont successivement alimenté les quelques baignoires de cet établissement : celle des anciens bains, située sur le cours même de l'Allier et qui a été peu à peu envahie par cette rivière, et celle des nouveaux bains, qui a remplacé la première. L'une et l'autre viennent d'être taries par la mise à jour d'une troisième fontaine beaucoup plus abondante.

C'est à 4 mètres de la rivière qu'un heureux

coup de sonde a fait jaillir une source si merveilleuse qu'on lui a donné ce titre. Un dégagement tumultueux d'acide carbonique donne à sa sortie une forme intermittente, et relève son jet toutes les trois ou quatre minutes; mais en dehors de ces oscillations, communes à toutes les sources gazeuses, a lieu, deux fois par jour, une véritable irruption hydrothermale : c'est alors à 7 mètres de hauteur que s'élance ce jet bouillonnant qui inonde tout ce qui l'entoure.

L'impétuosité de cette sortie donne une idée de ces geysers d'Islande, qui, à certaines heures, lancent à 40 ou 50 mètres de hauteur leurs eaux et leurs vapeurs brûlantes.

La source Merveilleuse avait lors de son analyse par M. Truchot une température de 30°, mais depuis, elle est devenue dit-on, et plus chaude et plus abondante. Le débit de cette source n'a pas été encore calculé, mais son jet, qui est presque de la grosseur du poignet, fournit dans ses grandes éruptions une quantité suffisante d'eau minérale pour alimenter à eau vive un certain nombre de baignoires.

L'acide carbonique dont cette eau est saturée efface rapidement la sensation de fraîcheur qu'on éprouve en entrant dans un bain à 30 ou 31°, et produit sur la peau cette dérivation si précieuse dont nous avons parlé au chapitre de Royat.

A côté de cette source thermale qui à elle seule peut suffire à l'aménagement balnéaire de cette station, s'en trouvent plusieurs autres fort minéralisées, mais n'ayant que 13 ou 14°. Telles sont les deux sources de la Chapelle, ainsi appelées à cause d'une petite église consacrée à sainte Marguerite, près de laquelle elles coulent : la source des Pigeons, et la fontaine plus récente du puits artésien. Un peu moins riches que celles dont nous donnons l'analyse, les sources de la Chapelle viennent seules varie légèrement ces minéralisations qui se ressemblent.

Analyses des eaux de Sainte-Marguerite.

EAUX DE SAINTE-MARGUERITE.	SOURCE Merveilleuse.	SOURCE des Pigeons.	PUITS artésien.
Acide carbonique libre......	1.056	1.086	0.458
Bicarbonate de soude...........	2.043	2.073	2.067
— de potasse...........	0.463	0.457	0.478
— de chaux............	1.157	1.103	1.180
— de magnésie.........	0.768	0.752	0.762
— de fer..............	0.062	0.067	0.062
Sulfate de soude................	0.195	0.177	0.160
Chlorure de sodium.............	2.269	2.253	2.258
— de lithium............	0.040	0.040	0.040
Silice..........................	0.100	0.098	0.090
Total, y compris l'acide carbonique....................	7.102	7.017	7.097
Total, sans l'acide carbonique.....................	8.158	8.103	7.435
	Truchot, (1878)	Truchot, (1877)	Truchot, (1877)

Ces eaux appartiennent à la classe des chloro-carbonatées mixtes, dont nous avons eu trop souvent à décrire les indications thérapeutiques, tant en parlant de Royat que de Châteauneuf, pour y revenir. Par l'abondance de leurs sels elles se rapprochent beaucoup de celles de Saint-Nectaire, mais leur basse température modifie le champ de leurs applications : impuissantes en effet pour le traitement du rhumatisme, elles se trouvent admirablement appropriées à celui de l'anémie et de la chlorose.

Tous les éléments les plus propres à réparer les désordres fonctionnels qu'entraîne l'hypoglobulie se trouvent réunis dans cette minéralisation : essentiellement plastiques et reconstituantes, stimulantes des fonctions digestives comme les eaux chloro-carbonatées mixtes, elles sont assez ferrugineuses pour fournir aux hématies l'élément indispensable à leur formation.

Les eaux de Sainte-Marguerite ont joui jadis d'une grande vogue, écrivait Jean Banc en 1605, dans son *Étude des eaux minérales de la basse Auvergne*, et ont eu à une époque fort éloignée un établissement thermal d'une certaine importance. Les temps, hélas ! sont bien changés, car celui d'aujourd'hui est par trop modeste ; nullement en rapport avec la valeur des eaux qu'il abrite, il ne peut que gagner à ne pas être décrit.

Nous croyons cependant que toute la richesse minérale de ces eaux est effacée par l'action puissante de ces bains tempérés d'eau gazeuse. Donnés à eau vive, ils réaliseraient les effets remarquables des bains acides de Châtelguyon, et pourraient rendre à cette station la vogue légitime dont elle a longtemps joui. Donc, pour être placées au premier rang des eaux d'Auvergne, les bains de Sainte-Marguerite n'ont plus besoin que d'être aménagés dans un établissement nouveau propre à utiliser les richesses minérales que vient de leur apporter la source Merveilleuse.

EAUX MINÉRALES DU CANTAL

VIC-SUR-CÈRE

Chemin de fer du Bourbonnais, station de Vic, un peu avant Aurillac.

De l'autre côté de cette longue chaîne de montagnes, imposante muraille qui sépare la basse de la haute Auvergne, existent aussi des sources précieuses.

Les eaux de Vic-en-Carladès, aujourd'hui Vic-sur-Cère, sont, pour les habitants du Midi, une succursale d'Ems ou de Royat, et offrent aux malades, non-seulement leur douce minéralisation, mais encore l'air pur d'une charmante vallée et ses frais ombrages. C'est surtout en arrivant du côté de Murat, par la route impériale, après avoir franchi le pas de Compain, dit un touriste, qu'on jouit d'un magnifique panorama :

« Après avoir cent fois mesuré de l'œil, tantôt avec frémissement, tantôt avec admiration, des crêtes chenues, des montagnes escarpées et les abîmes profonds qui sont à leurs pieds, on arrive enfin, sous la douce influence de l'air du Midi. On trouve alors des vallons riants, frais, couverts de bois verdoyants, arrosés par la Cère, dont le bruissement n'est plus celui d'un torrent, mais le cours d'une onde pure qui va caressant les fraîches prairies qu'elle fertilise. Arrivé dans cette vallée, l'esprit se repose des volcans, des enfers, des orages, des eaux furieuses et de la triste verdure des sapins. »

La nature est ici luxuriante de végétation, admirable de fraîcheur ; à travers les champs et les prairies, la Cère décrit mille méandres et arrose de gras pâturages où paissent de nombreux troupeaux; des fermes, des villas, des châteaux, se mirent alternativement dans ses eaux limpides. Cette petite vallée est dominée, d'une part, par le Plomb-du-Cantal, ce géant des montagnes d'Auvergne, au front blanchissant; de l'autre, par la partie vieille de la ville de Vic, à cheval sur un torrent, et dont l'aspect original rappelle les bourgades suisses ou écossaises. Au pied d'une colline appelée le Griffoul, à quelques minutes de la partie basse de la ville, sur la lisière d'un joli bois taillis, s'échappent du sol, en bouillonnant, les eaux minérales.

Les eaux de Vic sont ferrugineuses, bicarbonatées et chlorurées sodiques ; leur température ne dépasse pas 12° à 13°. Elles ne se prennent donc qu'en boisson, mais jouissent depuis longtemps d'une grande réputation dans les départements du Cantal, de la Lozère et de la Haute-Loire, qui y envoient chaque année plus de quatre cents malades. L'analyse qui en a été faite par Soubeyran, en 1857, constate, par litre, 1gr,90 de bicarbonate de soude,

90 centigrammes de sulfate de soude, 1gr, 25 de chlorure de sodium et 5 centigrammes de carbonate de fer; elles sont essentiellement toniques et digestives.

Spécialement prescrites pour réveiller la paresse de l'estomac, elles combattent les dyspepsies pituiteuses avec prédominance saburrale, les gastralgies douloureuses qui se trouvent généralement mieux des eaux bicarbonatées mixtes que des eaux alcalines fortes. Dans l'entérite chronique avec coliques et diarrhée glaireuse alternant quelquefois avec de la constipation, elles tonifient la muqueuse intestinale, arrêtent le flux catarrhal et régularisent les selles.

Par leur chlorure de sodium et leur fer, elles conviennent à l'anémie et à la chlorose; leurs principes alcalins combattent le pyrosis, si commun dans ces maladies, augmentent l'appétit et facilitent les digestions. Aussi, les eaux de Vic jouissent-elles d'une grande réputation contre les affections si nombreuses qu'entraînent ces états morbides; sous leur influence, la circulation s'accélère, les forces augmentent, les convalescents trouvent à la fois dans l'air pur qu'ils respirent et dans l'eau qu'ils boivent des éléments réparateurs.

Soubeyran, et après lui M. le Dr Nivet, les croient utiles dans les engorgements abdominaux, dans les maladies du foie et de la rate, et les disent propres à combattre la gravelle et l'état catarrhal de la vessie. Les observations à ce sujet ne sont pas assez nombreuses pour pouvoir nous prononcer.

CHAUDES-AIGUES

Chemin de fer de Paris à Brioude, de Brioude à Chaudes-Aigues, 80 kilomètres en voiture.

Nous ne sommes plus dans ce riant vallon où, fatiguée d'avoir bondi de cascade en cascade, la Cère promène ses eaux calmes et limpides; nous chercherions vainement ces collines luxuriantes de verdure et ces prairies émaillées de fleurs; tout ici est sévère et sombre.

De tous côtés s'élèvent des montagnes aux flancs décharnés, qui servent de ceinture à un vallon, dont le sol maigre et sablonneux fatigue la vue. Sur la droite seulement, l'œil découvre avec plaisir quelques prairies entourées d'arbres et un bois, en amphithéâtre, que couronne le château de Couffour; c'est dans cette gorge horrible, au pied des montagnes qui séparent l'Auvergne du Gévaudan qu'est bâti Chaudes-Aigues. Ses rues étroites et escarpées, ses maisons mal construites et couvertes de gneiss et d'ardoises, la vapeur dont elle sont continuellement enveloppées, s'harmonisent parfaitement avec la teinte sombre de ce paysage sauvage.

Le voyageur qui arrive par la route de Saint-Flour, encore effrayé des précipices sans fond qu'il vient de côtoyer, en apercevant de loin la vapeur épaisse qui s'élève de cette gorge, croit trouver là un cratère béant. C'est à ses eaux bouillantes que cette ville de trois cents et quelques maisons doit son existence. Les diverses industries qu'ont fait naître ces sources inépuisables de calorique, retiennent au milieu de cet horrible désert plus de 2,500 personnes, qui vivent uniquement du produit de ces richesses thermales.

Les eaux de Chaudes-Aigues (*Calentes aquæ*, dit-on, de Sidoine Apollinaire) se font jour les unes sur les bords et dans le lit même du ruisseau le Remontalou, les autres au pied de la montagne de la Jarrige qui domine la ville. La source du Par, la plus remarquable par sa température et son abondance, jaillit d'une fissure de la roche et, suivant une pente rapide, précipite à travers la ville ses eaux bouillonnantes. Ce n'est qu'après avoir distribué à droite et à gauche sur leur passage une grande partie de leur calorique qu'elles finissent par aller se mêler aux eaux froides du Remontalou qui traverse Chaudes-Aigues.

La source du Par seule fournirait à la ville, d'après M. Ledru, 252 litres par minute d'une eau à 88°. La vapeur qui s'en dégage est brûlante, on ne peut en approcher la main, et cependant deux plantes y naissent et s'y plaisent. L'une est une mousse d'un vert éblouissant qui tapisse les fentes de la roche dont elle s'échappe, et l'autre est la tremelle (*Tremella reticula*) qui croît dans l'intérieur même des griffons naturels de plusieurs sources de Chaudes-Aigues.

« A l'extrémité de la rue du Par, dit M. Paul de Chazelles, est la fontaine de ce nom, avec sa roche, sa gueule béante, son jet à bouillons et ses tourbillons de fumée. A chaque instant, des femmes, chargées de cruches, viennent y puiser de l'eau; leur tête est couverte d'un petit chapeau rond et plat, suivant les usages du pays. Aux heures des repas, les femmes du peuple y préparent leur nourriture : dans un pot est du pain coupé en tranches avec un peu de beurre et de sel; elles remplissent le pot d'eau minérale, puis le placent dans le canal comme dans un bain-marie, et, en moins d'une demi-heure, leur soupe est faite. » C'est avec cette eau qu'elles durcissent leurs œufs, qu'elles lavent leur linge et blanchissent leurs laines; elles utilisent enfin pour les besoins du ménage toutes les ressources d'une température si voisine de l'ébullition.

Mais à côté des services domestiques que rend aux habitants de Chaudes-Aigues cette source du Par viennent se placer les industries qu'elle favorise. Ce sont les bouchers qui s'en servent pour l'épilation de leurs porcs et des autres animaux; les fabricants qui y foulent leurs draps et y dégraissent leurs tissus; le peu de soude que renferment ces eaux donne aux laines que les habitants tirent de l'Aveyron, une blancheur et une souplesse remarquables; aussi le tissage et le tricotage à la main de ces laines forment-ils l'industrie la plus répandue dans ces hautes montagnes. Un établissement d'incubation artificielle, fondé dans le temps par le chimiste Darcet, obtient à l'aide d'une température constante de très-beaux produits. Que d'industries pourraient pareillement utiliser ces sources abondantes de chaleur !

A la fontaine du Par il faut ajouter 11 à 12 autres sources qui, quoique moins abondantes et moins chaudes, offrent encore des températures variant entre 60 et 70°. Ces eaux qui alimentent différents établissements balnéaires pendant l'été, servent au chauffage des habitations pendant l'hiver. Chacune d'elles promène alors de maison en maison sa bienfaisante chaleur; des conduits en bois de pin font le tour de certaines pièces, en traversent seulement certaines autres et fournissent ainsi une température que l'on gradue à volonté à l'aide de vannes plus ou moins ouvertes.

M. Berthier, qui s'est beaucoup occupé de cette station et dont les travaux sont inscrits dans les annales de l'École des mines, a calculé que la quantité de chaleur produite chaque jour par ces eaux équivalait à celle que donnerait la combustion de 5 à 6,000 kilogr. de houille ou de 12,000 kilogr. de bois.

M. Lecoq dans son ouvrage sur les eaux du plateau central de la France ne peut s'empêcher, avec sa brillante imagination, de songer aux ressources que fournirait à la végétation cette puissance de calorique. « Toute espèce de primeurs, dit-il, s'obtiendrait avec une extrême facilité, on pourrait créer de vastes serres où, grâce à des conduites d'eau, les plantes des régions équinoxiales se développeraient en pleine terre et rappelleraient ces temps reculés où la végétation des tropiques couvrait l'Auvergne de ces vastes forêts, qu'habitaient alors des animaux singuliers, dont l'existence précéda l'apparition des hommes.

« Cette terre où régnerait constamment une douce température et une humidité dont on pourrait à volonté modérer l'intensité servirait de promenade pendant les mauvais temps, procurerait de la distraction aux malades et contribuerait sous tous les rapports à l'agrément et à l'utilité des bains de Chaudes-Aigues. »

Mais, hélas ! ces temps sont bien loin, et, malgré les projets souvent formés et les plans déjà tracés d'un établissement en rapport avec ces richesses thermales, l'installation balnéaire de Chaudes-Aigues est encore des plus rudimentaires ; plusieurs établissements particuliers composés de 4 à 5 baignoires se disputent les quelques malades des environs qui viennent y soulager leurs douleurs rhumatismales. C'est le Châteauneuf du Cantal et c'est cependant le Mont-Dore de la haute Auvergne !

Si on avait porté là tout l'argent qui a été gaspillé près de ces sources insignifiantes qui n'ont jamais pu, malgré leur luxe et leur réclame, fixer un instant l'attention du corps médical, que n'aurait-on pas fait de cette si originale station! Un coup de sonde, un puits artésien pourraient donner issue à de l'eau à 90° et peut-être à 100°, et au moins, comme le dit M. Lecoq, à un jet magnifique de vapeur dont on pourrait utiliser et la thermalité et la tension. On aurait ainsi porté au milieu de ces montagnes dont les flancs déchirés rappellent les cataclysmes grandioses de la nature, l'industrie active de certaines villes d'Angleterre, et le luxe confortable des plus riches stations de l'Allemagne. Le pétrole a bien au milieu de plaines arides créé des cités opulentes, pourquoi la minéralisation et la température si remarquables de ces sources n'en feraient-elles pas autant au milieu de nos montagnes sauvages ?

Les eaux de Chaudes-Aigues, sont peu minéralisées; elles renferment à peine un gramme de substance saline par litre, le bicarbonate de soude y entrant pour 83 centigrammes et le chlorure de sodium pour 13; aussi leur goût, un peu fade, n'inspire-t-il aucune répugnance. Des recherches, faites par M. Chevalier, y ont fait découvrir un quart de milligramme d'arsenic par litre, et ont complété leur ressemblance avec celles du Mont-Dore.

Messieurs les Drs Bremont, Théolier, Dufresse de Chassaignes et Bouniol ont renouvelé plusieurs observations concluantes sur leur efficacité dans les maladies des bronches et du larynx, pour lesquelles ces dernières ont une si grande et si légitime célébrité. M. le Dr Nivet, dans son mémoire sur les eaux minérales du Cantal, frappé du raport de minéralisation qu'elles ont avec celles du Mont-Dore, pense que les eaux de Chaudes-Aigues doivent être utiles dans le traitement des angines, des extinctions de voix et des catarrhes chroniques des bronches. Il est d'autant plus à regretter que cette station n'ait pas tous les aménagements convenables pour cette application thérapeutique, que la haute température de ses sources permettrait de se passer des moyens artificiels employés au Mont-Dore et à Royat pour obtenir la vapeur nécessaire aux aspirations.

Le rhumatisme articulaire, et surtout musculaire chronique, est l'affection qui chaque année conduit à Chaudes-Aigues le plus grand nombre de malades. La faible minéralisation de ces eaux et leur température les rapprochent beaucoup de celles de Néris ; aussi conviennent-elles, comme ces dernières, aux individus excitables et névropathiques, atteints de névralgies sciatiques et d'affections arthritiques chroniques.

Le Dr Dufresse de Chassaigne, après avoir étudié leur influence sur une des complications les plus sérieuses du rhumatisme articulaire, l'Endocardite, a constaté dans plusieurs observations relatées dans le *Bulletin de l'Académie de médecine*, que, non-seulement elles diminuaient promptement l'accélération du pouls et la dyspnée, mais encore les bruits anormaux et le volume apparent du cœur, ainsi qu'il le démontre dans une étude fort complète du traitement de l'anévrisme publiée l'an passé. Ces eaux ont d'autant plus d'action dans ces cas que l'affection est plus récente et le sujet moins avancé en âge.

Les eaux de Chaudes-Aigues se prennent en boisson, en bains, douches et étuves ; mais l'établissement thermal est loin de présenter l'importance et le développement que nécessiteraient l'abondance de ses sources et le nombre toujours croissant de ses visiteurs.

Complétement abandonnée pendant la révolution, Chaudes-Aigues ne comptait que 38 malades en 1823 et déjà plus de 400 en 1850. La température et la composition de ses eaux appellent cette station à être un jour une des plus fréquentées de l'Auvergne. Il ne faut pour cela qu'une main intelligente qui vienne utiliser une thermalité si remarquable au point de vue industriel, et créer un aménagement balnéaire propre aux applications thérapeutiques nombreuses, que présente leur minéralisation. Nous ne pouvons savoir quelles ressources nous fourniraient ces eaux hyperthermales si une installation convenable permettait de mieux les appliquer!

SAINTE-MARIE. IDES. TEYSSIÈRES LA BASTIDE.

Le Cantal possède encore un très-grand nombre de sources minérales, la plupart ferrugineuses, qui sont visitées chaque année par les habitants des contrées voisines ; mais leur abord, généralement difficile dans ces pays montagneux, les empêche d'être fréquentées comme quelques-unes mériteraient de l'être. Nous renvoyons au *Dictionnaire des Eaux minérales du Cantal*, du Dr Nivet, les personnes qui voudraient étudier ces richesses naturelles trop peu connues. Nous ne pouvons cependant passer sans dire un mot des eaux de Sainte-Marie, d'Ides, de Teyssière-les-Bouliès et de la Bastide.

Sainte-Marie est un village, à 12 kilomètres de Chaudes-Aigues, bâti sur un plateau élevé, au pied duquel coule la Truyère. Il est placé dans une position fort heureuse : l'air qu'on y respire y est pur, la vue magnifique ; nulle part la nature ne se montra alternativement plus fraîche et plus pittoresque, et n'offrit au touriste des contrastes plus frappants, des sites plus variés. C'est à une petite distance de Sainte-Marie, dans une gorge étroite, et boisée, arrosée par un ruisseau, que prennent naissance les sources de Vidalenc et de Teysset. La première, bien captée, alimente deux bassins creusés dans la roche schisteuse. Cette eau ne possède par litre, d'après une analyse approximative due à M. Nivet, que 60 centigrammes environ de sels, dont les bicarbonates de soude et de chaux, le chlorure de sodium, forment la majeure partie. Quoique peu minéralisées, ces eaux jouissent d'une très-grande réputation ; la Lozère, le Cantal et l'Aveyron y envoient chaque année, d'après M. le Dr Teilhard, 1,200 à 1,500 buveurs. Si nous ajoutons que la plupart ne trouvent à se loger que chez les paysans de Sainte-Marie, et que plusieurs même sont obligés d'y porter leur lit et leurs vivres, ces chiffres, mieux que tout commentaire, nous donneront une idée de la valeur de ces sources et de leurs succès thérapeutiques.

Préconisées contre l'atonie du tube digestif, elles combattent les dyspepsies, accélèrent les digestions lentes, font cesser les borborygmes, etc. Elles sont aussi recommandées dans certaines inflammations chroniques des organes génito-urinaires, et enfin dans la chlorose et l'aménorrhée. Cette eau supporte le transport sans s'altérer, et plus de 5,000 litres sont livrés chaque année à l'exportation.

La source d'Ides ou de Deribier est placée dans le bassin de la Sumène ; elle a été découverte par M. Deribier-du-Châtelet, qui, frappé de voir qu'une partie de sa prairie baignée d'un peu d'eau était recherchée avec avidité par les vaches qui y paissaient, et qui, longtemps après en avoir brouté l'herbe, en léchaient le sol, fit faire des fouilles, et découvrit une des sources les plus minéralisées de France. Elle ne contient guère moins, d'après l'analyse de M. le Dr Nivet, de 30 grammes de sels par litre. Les carbonates de soude et de chaux, les sulfates de soude et de magnésie, le chlorure de sodium, en sont les principes actifs ; aussi est-elle un purgatif énergique à la dose de quelques verres, et peut-elle remplacer les eaux de Sedlitz et de Pulna.

La source de Teyssières-les-Bouliès est située près du village dont elle porte le nom, à 16 kilomètres d'Aurillac. C'est au milieu d'un vallon étroit et boisé que, d'un rocher très-dur, s'échappent en bouillonnant ces eaux gazeuses et froides, si renommées dans le Cantal. L'analyse y constate 1gr,20 de sels et 2gr,30 d'acide carbonique par litre. Leur saveur est aigrelette, très-légèrement alcaline et fort agréable. A peine connues à Aurillac en 1821, à l'époque où l'analyse en a été faite, elles doivent au Dr Reygasse père, qui, pour les capter convenablement, a détourné un cours d'eau qui les couvrait une partie de l'année, la vogue dont elles jouissent aujourd'hui. L'exportation, qui n'atteignait pas six mille bouteilles en 1843, avait dépassé vingt-quatre mille en 1851. Ces eaux ont beaucoup de rapport avec l'eau de Seltz par la grande quantité d'acide carbonique et le peu de bicarbonate alcalin qu'elles contiennent. Plusieurs médecins en ont vanté les propriétés ; aussi attirent-elles chaque année un assez grand nombre de buveurs. Spécialement destinées à combattre les états atoniques de l'estomac, les gastralgies et la dyspepsie, elles activent les digestions, excitent l'appétit, et sont prescrites avantageusement aux chlorotiques, aux anémiques, aux convalescents. Les eaux de Teyssières constituent une boisson hygiénique fort agréable, soit seules, soit mêlées avec le vin, qu'elles rendent mousseux et pétillant ; de là sans doute la consommation si considérable qu'en font chaque année les villes du Cantal et des département voisins.

La source de la Bastide jaillit à la base d'un énorme rocher basaltique, au pied des montagnes de Saleurs, commune de Fontanges. Sa température est de 12°,5 centigrades ; elle est limpide, inodore, d'une saveur aigrelette. L'analyse faite par M. Mourguye a constaté dans cette eau la présence des bicarbonates de fer et de magnésie. Les eaux de la Bastide attirent un grand nombre de malades atteints d'atonies ou de névroses de l'estomac et des viscères abdominaux ; elles combattent les diverses dyspepsies et sont utiles dans l'anémie et la chlorose.

Tableau synoptique des principales eaux minérales d'Auvergne. Analyses antérieures.

NOMS DES SOURCES.	AUTEURS DES ANALYSES.	Température.	TOTAL des principes fixes.	CARBONATES				CHLORURES.		Sulfate de soude.	Arséniate.	Silicate et silice.	Fer.	Matières organiques.	Acide carbonique libre.	Alumine.	AUTRES SUBSTANCES.
				de soude.	de potasse.	de magnésie.	de chaux.	de sodium.	de magnésium.								
Eaux et établissements thermaux.			gr.												l.		
Royat — Grand Établissement.	Lefort, 1857.	36	5.724	1.349	0.435	0.677	1.000	1.728	»	0.185	0.000615	0.156	0.040	»	0.377	Traces.	Phosphate de soude 0.018.
Royat — César	Lefort, 1857.	29	4.067	0.392	0.285	0.397	0.686	0.766	»	0.115	Traces.	0.167	0.024	»	0.620	Traces.	Phosphate de soude 0.014.
Mont-Dore — Bertrand	Lefort, 1862.	43	1.408	0.536	0.030	0.175	0.342	0.368	»	0.076	0.00096	0.165	0.020	»	0.352	0.012	
Mont-Dore — César	Lefort, 1862.	43	1.388	0.536	0.021	0.167	0.320	0.358	»	0.076	0.00096	0.155	0.025	»	0.596	0.009	
Mont-Dore — Grand Bain	Lefort, 1862.	44	1.404	0.345	0.030	0.167	0.314	0.363	»	0.075	0.00096	0.168	0.023	»	0.381	0.008	
La Bourboule — Grand Bain	Lecoq, 1828.	48	6.669	1.948	»	0.286	0.016	3.966	»	0.255	0.024	0.066	Traces.	»	0.909	0.043	
La Bourboule — Fièvres	Lecoq, 1828.	31.5	6.187	1.354	»	0.063	0.019	2.791	»	1.776	0.020	0.112	Traces.	»	0.823	0.027	
Châteauneuf — Grand Bain chaud	Lefort, 1854.	37.7	4.549	1.296	0.540	0.204	0.314	0.395	»	0.470	Traces.	0.101	Indices.	»	1.195	Traces.	
Châteauneuf — Bain tempéré	Lefort, 1854.	35	4.839	1.288	0.551	0.212	0.401	0.451	»	0.470	Traces.	0.121	Indices.	»	1.318	Traces.	
Saint-Nectaire — Mont Cornador	Lefort, 1859.	38.4	6.515	2.000	0.064	0.438	0.648	2.146	»	0.130	Traces.	0.104	0.012	»	0.946	0.017	
Saint-Nectaire — Boette chaude	Lefort, 1859.	40.9	7.064	1.951	0.047	0.468	0.659	2.763	»	0.160	Traces.	0.112	0.011	»	0.860	0.023	
Saint-Nectaire — Mandon thermale	Lefort, 1859.	37.5	7.580	2.088	0.040	0.481	0.706	2.414	»	0.178	Traces.	0.103	0.009	»	0.530	0.020	
Châtelguyon, établissement Brosson	E. Gonod, 1859.	33.5	7.281	»	»	0.345	1.937	1.874	0.989	0.610	Traces.	0.096	0.048	»	1.550	0.070	
Chaudes-Aigues — Source du Par	Blondeau, de Rodez.	81.5	0.811	0.471	»	0.010	0.030	0.063	0.007	0.045	0.00025	0.095	0.001	0.010	»	0.001	Iodure de sodium 0,020, bromure de sodium 0,018.
Chaudes-Aigues — Source du Moulin	Chevalier, 1828.	72	0.939	0.593	»	0.007	0.047	0.130	0.006	»	0.00025	0.108	0.005	0.006	»	»	
Sainte-Marguerite	Nivet, 1844.	34	6.787	2.969	»	0.333	0.919	2.030	»	0.201	»	0.160	0.049	»	»	»	Perte 0.123.
Rouzat	Nivet, 1844.	30	3.414	0.360	»	0.263	1.393	1.018	Traces.	0.285	»	0.235	0.033	Traces.	»	»	
Arlanc	Barruel.	Froide.	1.148	0.384	»	0.186	0.209	0.044	»	»	»	0.250	0.075	»	»	»	
Chambon, arrondissement d'Ambert	Nivet.	12	1.518	0.570	»	0.182	0.589	0.050	»	Traces.	»	0.061	Traces.	»	»	»	
Grandrif, arrondissement d'Ambert	O. Henri.	7	0.539	0.025	0.013	0.170	0.250	0.009	»	0.003	»	0.005	»	0.010	1.070	»	
Sauxillanges, arrondissement d'Issoire	Nivet.	Froide.	2.738	2.057	»	0.091	0.344	0.060	»	0.020	»	0.035	Traces.	»	»	»	
Médagues	Nivet, 1845.	15.5	5.565	1.459	»	0.245	2.299	1.192	»	0.142	»	0.100	0.055	Traces.	»	»	
Saint-Hippolyte d'Enval	Nivet.	18	1.384	0.068	»	0.273	0.732	0.090	»	0.078	»	0.055	0.034	»	»	»	
Chateldon — Puits Carré	Bouquet.	13.6	4.280	0.232	0.048	0.247	0.912	0.008	»	0.035	Traces.	0.062	0.026	»	2.429	»	Phosphate de soude 0.281.
Chateldon — Mont-Carmel	Gonod et Henri.	10	3 424	0.424	0.005	0.198	0.666	0.030	»	0.090	Traces.	0.100	0.030	»	1.885	»	Phosphate de soude 0.281.
Pongibaud, source Javelle	Blondeau et O. Henri.	13	1.939	0.879	»	0.169	0.449	0.120	»	0.132	»	0.085	Traces.	»	0.128	»	
Clermont — Jaude	Lefort, 1859.	22.2	4.453	0.360	0.031	0.460	0.944	0.674	»	0.031	Traces.	0.096	0.051	»	1.752	0.004	
Clermont — Sainte-Claire	Lefort, 1859.	19.1	4.784	0.622	»	0.656	1.357	1.147	»	0.023	Traces.	0.088	0.028	»	0.751	0.003	
Chamalières, les Roches	Lefort, 1857.	19.5	5.146	0.428	0.312	0.514	0.822	1.165	»	0.123	»	0.089	0.042	»	0.831	»	
Pontgibaud, Châteaufort	Blondeau et O. Henri.	10	2.272	0.571	»	0.545	0.733	0.158	»	0.204	»	0.060	»	»	0.270	»	
Beaulieu, arrondissement d'Issoire	Nivet.	Froide.	3.325	2.545	»	0.091	0.316	0.083	»	0.166	»	»	0.027	»	»	»	
Augnat, arrondissement d'Issoire	Nivet.	Froide.	3.661	0.331	»	0.237	0.546	0.663	»	0.092	»	0.200	0.041	»	»	»	
Ternant, arrondissement d'Issoire	Nivet, 1845.	Froide.	3.537	1.499	»	0.303	0.663	0.756	»	0.060	»	0.091	0.047	»	»	»	
Saint-Myon, arrondissement de Riom	Lefort, 1859.	14	5.135	1.914	0.170	0.291	0.915	0.423	»	0.355	»	0.096	0.022	»	0.942	»	
Courpière, arrondissement de Thiers	Nivet.	14	4.442	2.615	»	0.697	0.718	0.057	»	0.059	Traces.	0.075	0.045	»	»	»	
Châteauneuf — Source Désaix	Lefort, 1851.	16.5	5.287	1.612	0.519	0.121	0.516	0.413	»	0.250	Traces.	0.103	0.018	»	1.835	»	
Châteauneuf — La Pyaamyde	Lefort, 1851.	25	5.579	1.580	0.730	0.237	0.642	0.433	»	0.485	Traces.	0.109	0.042	»	1.321	»	
Châteauneuf — Le Petit Rocher	Lefort, 1851.	25	3.958	0.915	0.539	0.126	0.543	0.340	»	0.428	Traces.	0.095	0.028	»	1.155	»	
Châteauneuf — Lacroix	Lefort, 1851.	19.5	4.440	0.757	0.379	0.356	0.706	0.175	»	0.126	Traces.	0.010	0.050	»	1.881	»	
Ste-Marie, arrondissement de St-Flour	Nivet.	Froide.	0.520	0.270	»	Traces.	0.085	0.080	»	Traces.	»	0.040	0.045	»	»	»	
Vic-sur-Cère, arrondissem. d'Aurillac	Soubeyran, 1857.	12.2	5.559	1.860	»	0.601	0.668	1.237	»	0.865	Traces.	0.160	0.100	»	0.766	»	
Teyssières-les-Bouliès, arrond. d'Aurillac	O. Henri, 1839.	11	1.214	0.471	»	0.200	0.202	0.055	»	0.185	»	0.040	0.001	»	1.500	»	
Ides, arrondissement de Mauriac	Nivet.	Froide.	29.932	8.610	0.004	0.620	2.744	7.380	»	9.013	»	0.144	0.076	»	»	»	Sulfate de magnésie 1.212.

MÉMORIAL THÉRAPEUTIQUE

Albuminurie. — Traitement thermal toujours insuffisant, amélioration légère : Royat, Saint-Nectaire, Sainte-Marguerite, Châteauneuf, Vic-sur-Cère.

Anémie. — ANÉMIE, conséquence d'hémorrhagies, de mauvaise alimentation ; ANÉMIE par suite d'intoxication ou d'oxygénation insuffisante ; ANÉMIE consécutive à une maladie aiguë, à une fièvre grave ; ANÉMIE chez les sujets à tempérament nerveux ou nervoso-bilieux : Royat, Châteauneuf, Châtelguyon, Sainte-Marguerite, Saint-Nectaire.

ANÉMIE chez les sujets à constitution manifestement lymphatique, chez les sujets à tendance scrofuleuse : Saint-Nectaire, la Bourboule, Royat, Sainte-Marguerite, Châteauneuf, Châtelguyon, Rouzat, Vic-sur-Cère.

Angines. — ANGINE glanduleuse ou folliculeuse, angine tonsillaire, tempérament nervoso-bilieux, nervoso-sanguin : le Mont-Dore, Royat. — Sujets lymphatiques, tendance scrofuleuse : la Bourboule, Saint-Nectaire, Royat, Châteauneuf, Châtelguyon, Sainte-Marguerite.

Arthritides. — Voyez DERMATOSES.

Arthritisme. — DIATHÈSE ARTHRITIQUE dans toutes ses manifestations : Royat, Châteauneuf, Châtelguyon, eaux de Coupière, de Châteldon.

Articulations (maladies des). — Voy. RHUMATISME et SCROFULE.

Asthme. — ASTHME HUMIDE ou catarrhal, sujets nervososanguins : le Mont-Dore, Royat. — Sujets très-lymphatiques : la Bourboule, le Mont-Dore. — Asthme consécutif à la rétrocession de certaines manifestations arthritiques : Royat, le Mont-Dore ; — de certaines manifestations herpétiques : la Bourboule, le Mont-Dore.

Asthme essentiel ou nerveux : le Mont-Dore.

Bronchites. — Bronchite chronique a rales vibrants des sujets nerveux et des vieillards : le Mont-Dore, Royat.

Bronchite chronique a rales bullaires chez les enfants. Bronchite a forme catarrhale : le Mont-Dore, la Bourboule, Royat.

Cachexies. — Cachexie par épuisement : Royat, Saint-Nectaire, Châtelguyon, Sainte-Marguerite, Châteauneuf, la Bourboule.

Cachexie paludéenne : la Bourboule, Saint-Nectaire, Royat, Châtelguyon, Châteauneuf, le Mont-Dore.

Cachexie de la diathèse arthritique : Royat, Châteauneuf.

Cachexie de la diathèse scrofuleuse : la Bourboule, Saint-Nectaire.

Catarrhes. — Catarrhe bronchique, sujets pléthoriques et névropathiques : Royat, le Mont-Dore. — Sujets très-lymphatiques et scrofuleux : la Bourboule. — Sujets ni trop mous ni trop excitables : le Mont-Dore, Royat.

Catarrhe lié à une diathèse arthritique : Royat, le Mont-Dore.

Catharre lié à une diathèse herpétique ou scrofuleuse : la Bourboule.

Catarrhe utérin. — Voy. Utérus.

Chlorose. — Chlorose chez les sujets nerveux excitables : Royat, Châteauneuf, Sainte-Marguerite, Châtelguyon, Rouzat.

CHLOROSE chez les sujets très-lymphatiques : Saint-Nectaire, Châtelguyon, Royat.

Dartres, Dermatoses. — ARTHRITIDES : Royat, Châteauneuf, Châtelguyon, eaux de Courpière et de Châteldon.

HERPÉTIDES. — La Bourboule, Saint-Nectaire.

SCROFULIDES. — La Bourboule, Saint-Nectaire.

Diabète. — Bains de Royat, de Châteauneuf, de Châtelguyon, eaux de la Bourboule, de Courpière, de Saint-Nectaire.

Dyspepsies. — DYSPEPSIE ACIDE, liée à un état chlorotique ou anémique : eaux de Courpière et de Châteldon, traitement de Royat, Châteauneuf, Saint-Nectaire, Sainte-Marguerite, Vic-sur-Cère.

DYSPEPSIE ATONIQUE OU FLATULENTE : Royat, Châteauneuf, Sainte-Marguerite, Rouzat, Saint-Nectaire, Vic.

DYSPEPSIE PITUITEUSE : Royat, Châteauneuf, Sainte-Marguerite, Châtelguyon, Rouzat, Vic-sur-Cère.

Emphysème. — Voy. le traitement de l'ASTHME.

Entérite de nature rhumatismale OU ARTHRITIQUE. — Royat, Rouzat, Châteauneuf, Saint-Nectaire, Sainte-Marguerite, le Mont-Dore.

Entérite de nature herpétique ou scrofuleuse. — Saint-Nectaire, la Bourboule, Sainte-Marguerite, Châtelguyon.

Gastralgie. — Royat, Courpière, Châteldon, Vic, Sainte-Marguerite. — GASTRALGIE avec trouble des fonctions digestives. — Voy. DYSPEPSIES.

Goutte chronique. — Avec quelques manifestations arthritiques : Royat, Châteauneuf, Châtelguyon, eaux de Courpière.

Laryngite chez les sujets scrofuleux. — La Bourboule, Saint-Nectaire.

Laryngite chronique. — Le Mont-Dore, Royat.

Lymphatisme. — Saint-Nectaire, la Bourboule, Royat, Châteauneuf, Sainte-Marguerite, Rouzat, Châtelguyon.

Névropathies. — Bains de Royat, Châteauneuf, Châtelguyon, Sainte Marguerite, Rouzat.

Ophthalmie scrofuleuse. — La Bourboule, Saint-Nectaire.

Paralysie hémiplégique d'origine cérébrale. — Châtelguyon.

Paralysies rhumatismales. — Le Mont-Dore, Chaudes-Aigues, la Bourboule, Saint-Nectaire.

Phthisie pulmonaire. — Tempérament très-lymphatique, scrofuleux, peu excitable : la Bourboule ; — tempérament nerveux excitable ; — ou sujets sanguins et hémoptoïques : Royat ; — dans les nombreux cas intermédiaires : le Mont-Dore.

Rhumatisme chronique. — Musculaire ou articulaire : Chaudes-Aigues, Châteauneuf, le Mont-Dore, Saint-Nectaire, la Bourboule, Royat.

RHUMATISME chez les sujets TRÈS-LYMPHATIQUES OU SCROFULEUX : la Bourboule, Saint-Nectaire.

RHUMATISME chez les sujets NÉVROPATHIQUES : le Mont-Dore, Châteauneuf : Chaudes-Aigues, Royat.

RHUMATISME VISCERAL : Royat, Châteauneuf.

RHUMATISME GOUTTEUX : Royat, Châteauneuf, Châtelguyon.

Scrofule. — Adénites scrofuleuses ; catarrhes scrofuleux ; dermatoses de même origine ; abcès, fistules, ulcères scrofuleux ; maladies des os et des articulations ; ophthalmies et otorrhées scrofuleuses : la Bourboule ; tout à fait au début, Saint-Nectaire.

Utérus (maladies de l'). — Forme catarrhale chez les sujets très-lymphatiques : Saint-Nectaire, la Bourboule, Châtelguyon.

CATARRHE avec ENGORGEMENT péri-utérin : Royat, Châtelguyon, Saint-Nectaire.

MÉTRITE CHRONIQUE chez les femmes chlorotiques, nerveuses ou légèrement lymphatiques : Royat, Châtelguyon, Châteauneuf, Rouzat, Saint-Nectaire, le Mont-Dore.

AMÉNORRHÉE, LEUCORRHÉE chez les mêmes sujets : Royat, Saint-Nectaire, Châteauneuf, Châtelguyon.

AFFECTIONS UTÉRINES, — sujets arthritiques : Royat, Châtelguyon. — Sujets herpétiques, scrofuleux : Saint-Nectaire, la Bourboule.

Vessie. — GRAVELLE URIQUE d'origine ARTHRITIQUE : les eaux de Courpière, de Royat, de Vic, de Châteldon ; — AFFECTIONS RHUMATISMALES DE LA VESSIE : Royat, Châteauneuf.

FIN

TABLE

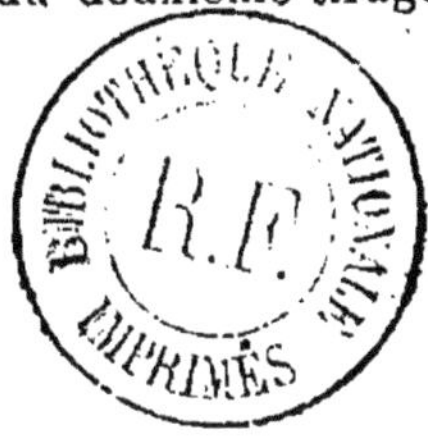

FIN DE LA TABLE

CORBEIL. — Typ. et stér. CRÉTÉ.

LES PRINCIPALES STATIONS THERMALES D'AUVERGNE

Extrait de la carte des Eaux Minérales du Puy de Dôme, du Dr Petit.

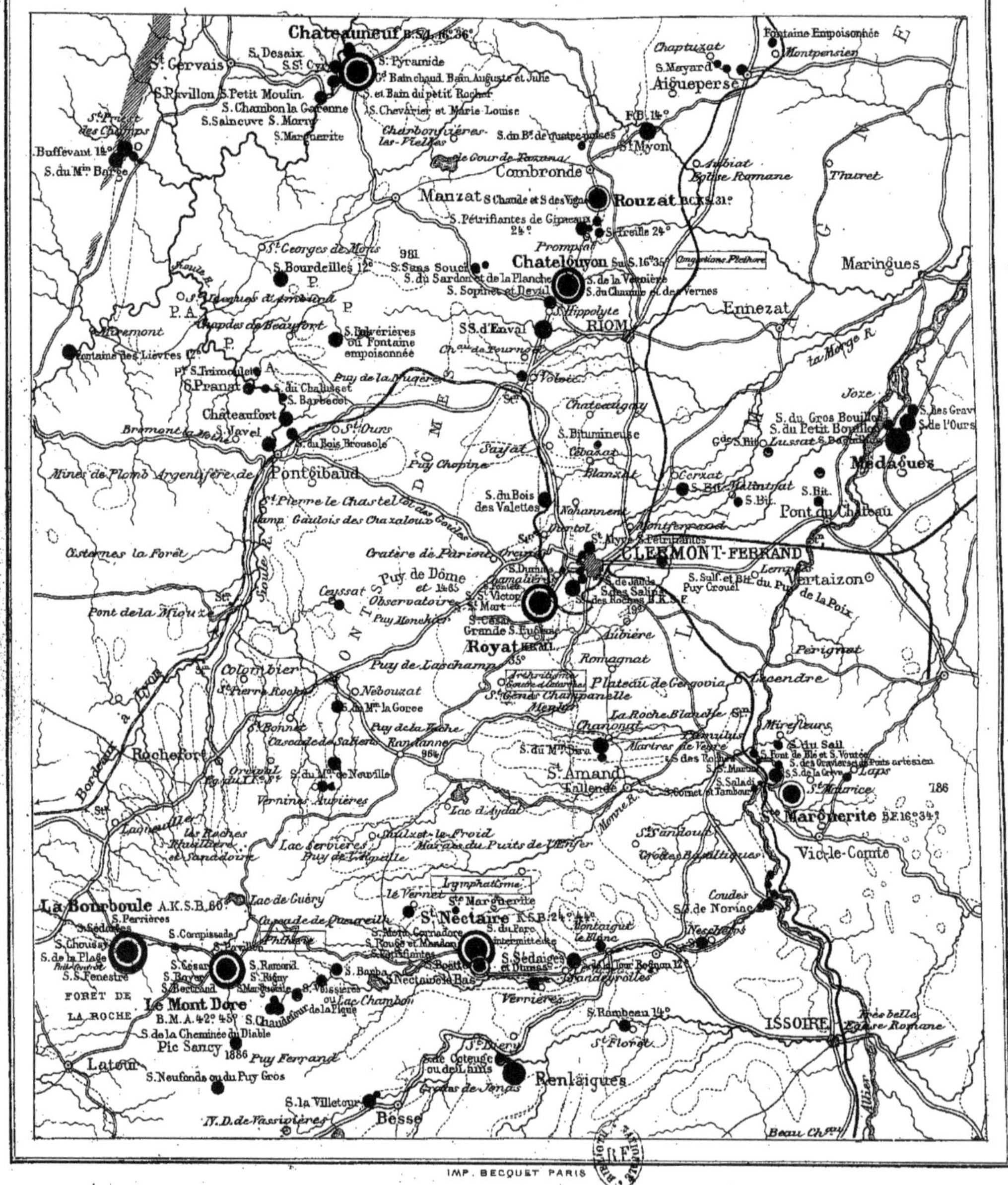

IMP. BECQUET PARIS

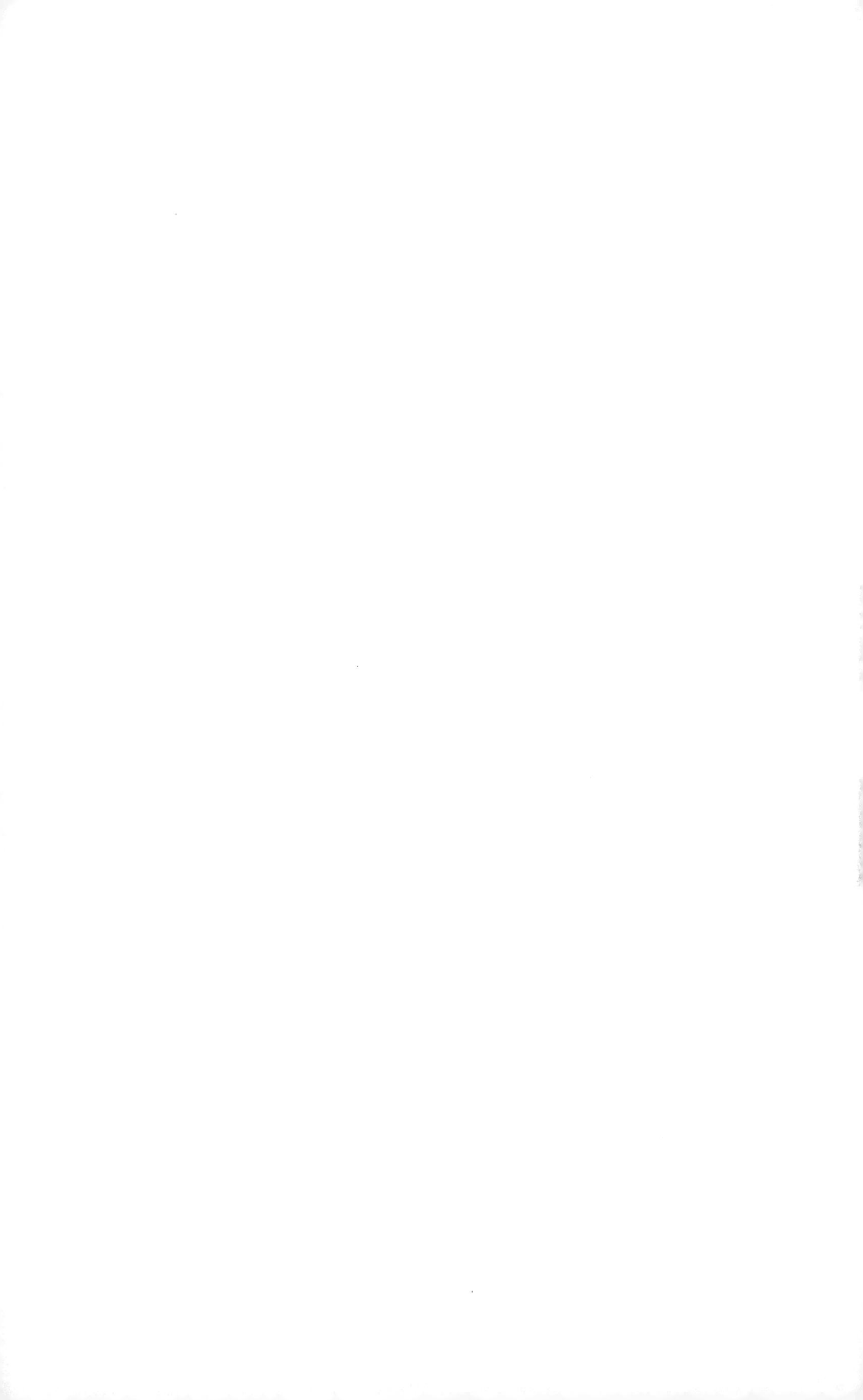

www.ingramcontent.com/pod-product-compliance
Ingram Content Group UK Ltd.
Pitfield, Milton Keynes, MK11 3LW, UK
UKHW012029240726
13965UKWH00002B/657

9 782012 864030